SENCILLO Y NATURAL
masaje

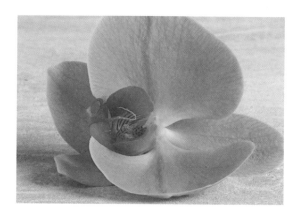

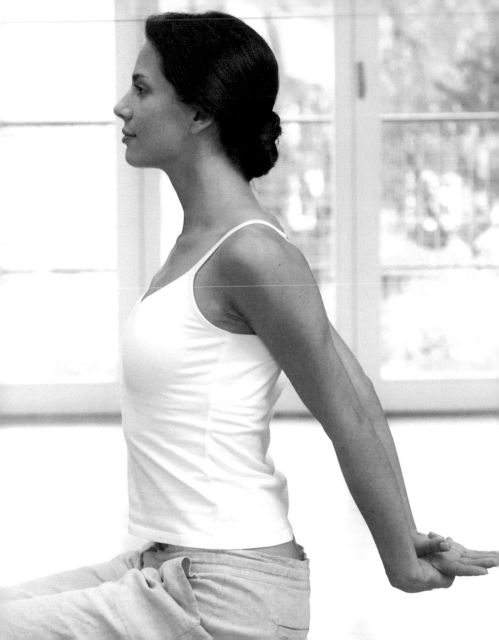

masajes de 5 minutos para

cualquier persona
cualquier momento
cualquier lugar

SENCILLO Y NATURAL
m a s a j e

BLUME

Beata Aleksandrowicz

BLUME

Título original:
Quick & Easy Massage

Traducción:
Cristóbal Barber Casanovas

Revisión técnica de la edición en lengua española:
Juan Antonio Sáez Rodríguez
Licenciado en Educación Física (INEF-Cataluña)
Director del Polideportivo Municipal de Hernani (Guipúzcoa)
Quiromasajista

Coordinación de la edición en lengua española:
Cristina Rodríguez Fischer

Primera edición en lengua española 2008

© 2008 Naturart, S.A. Editado por Blume
Av. Mare de Déu de Lorda, 20
08034 Barcelona
Tel. 93 205 40 00 Fax 93 205 14 41
E-mail: info@blume.net
© 2008 Duncan Baird Publishers Ltd, Londres
© 2008 del texto Beata Aleksandrowicz

I.S.B.N.: 978-84-8076-763-7

Impreso en China

Nota del editor: la información contenida en este libro no pretende ser
un sustituto de ningún tipo de tratamiento ni asesoramiento médico
profesional. Si está embarazada, está tomando medicamentos o sigue algún
tipo de tratamiento por motivos de salud, le recomendamos que consulte
a su médico antes de seguir cualquiera de las prácticas que se describen
en este libro. Ni los editores de este libro ni ninguna de las personas que
han colaborado en él se hacen responsables de los posibles daños y
perjuicios que pueda causar la práctica de los ejercicios y/o las técnicas
terapéuticas contenidas en este libro.

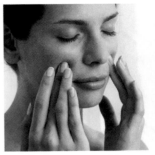

A mis padres, que me quisieron todo
cuanto pudieron.

contenido

introducción

Este libro es para todos: sea cual sea su edad, disfrutará de las propiedades curativas de todos los masajes que se incluyen en este libro y verá como las explicaciones paso a paso son muy fáciles de seguir. Todas las técnicas que propongo en este libro son muy sencillas; no obstante, estos breves rituales pueden favorecer un cambio radical en su vida, ya que constituyen unas herramientas perfectas con las que poder llegar a los demás. Y es que, en efecto, también nos comunicamos a través del sentido del tacto.

el contacto curativo

Para mí ha sido un placer trabajar en este proyecto porque creo en la importancia del masaje en nuestras vidas cotidianas: es mucho más que un mero tratamiento en un balneario. El tacto, el más importante de los sentidos, es capaz no sólo de curar los dolores y achaques de nuestro cuerpo como consecuencia de la actividad física o del estrés, sino que también contribuye a nutrir nuestra alma cuando nos sentimos solos, preocupados, deprimidos o heridos.

En mi trabajo experimento a diario los efectos tan inmediatos como variados que produce el masaje. Sé por mis clientes que no sólo alivia el dolor físico. Tras recibir un buen masaje, se sienten también más relajados, seguros, respetados, agradecidos y animados.

Los beneficios fisiológicos del masaje son de sobra conocidos, ya que los músculos se tonifican y se reafirman, se mejora la actitud, el sistema nervioso se equilibra, el sistema respiratorio se refuerza, el sistema hormonal se reequilibra, aumenta la circulación sanguínea y la piel se vuelve más suave y tersa. El masaje activa las glándulas linfáticas, donde se acumulan todas las sustancias que el cuerpo desecha, de modo que nuestro estado de salud mejora, nuestro sistema inmunológico se refuerza y aumenta nuestro nivel de energía.

En mi trabajo, procuro no asociar el masaje al lujo, los mimos y el resto de exótica parafernalia con que se ha vinculado en los últimos años. Desde sus inicios, el masaje pretendió ser un arte curativo. Así lo entienden instintivamente los niños cuando les duele algo: acuden a sus padres para que alivien su dolor, y éstos les hacen una pequeña caricia y les dicen algo con el fin de tranquilizarlos. En el siglo pasado, las enfermeras realizaban masajes a los soldados para aliviar las heridas de guerra. Y, hoy en día, los enfermos de gravedad, como los que padecen sida o cáncer, se benefician de esas propiedades terapéuticas. El tratamiento mediante la aplicación del masaje reduce la ansiedad, ya que ayuda a reducir el ritmo cardíaco y a liberar estrés. También reduce el dolor mediante la activación de la secreción de la hormona del bienestar, la serotonina, y producir una sensación de estabilidad emocional.

El tacto es, también, una potente herramienta de comunicación. Lo experimenté durante mi visita a los bosquimanos en el desierto del Kalahari, en Namibia. Estaba rodeada de gente que no hablaba mi idioma; aun así, logramos estabecer una comunicación profunda a través del tacto.

En los cursos de masaje que imparto, a menudo digo que, cuando se encuentren en una situación emocional en la que no saben qué decir, recurran al tacto. Por ejemplo, un simple roce en el brazo o en la mano reconforta al que lo necesita, al tiempo que transmite la sensación de apoyo a la persona afligida.

¿quién se beneficia del masaje?

Este libro plantea diferentes situaciones de la vida cotidiana en las que se puede poner en práctica el masaje para liberar tensiones físicas y emocionales.

El aspecto educativo de este libro es muy importante para mí, ya que estoy convencida de que la técnica del masaje se puede enseñar a todo el mundo y, lo que es más importante, puede ponerse en práctica en cualquier momento de nuestras frenéticas vidas. Como han demostrado recientes estudios, los niveles de estrés general están aumentando, de forma que el contacto curativo se convierte, nos guste o no admitirlo, en una necesidad diaria.

En el curso de masaje para bebés que imparto he observado que los pequeños que lloran responden de forma muy positiva al tacto y se calman. Estudios realizados han demostrado que los bebés se desarrollan antes y que las madres establecen una mejor comunicación con ellos si se les masajea con regularidad.

Creo que el contacto también es crucial para las personas mayores, ya que en ocasiones tienden a sentirse rechazadas o avergonzadas por su edad y

8

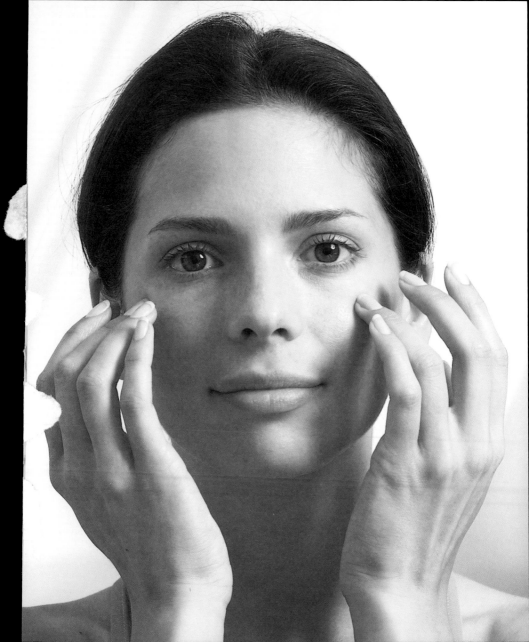

por los cambios que ha sufrido su cuerpo con los años. Estoy convencida de que, si tiene ocasión de realizar un masaje en el cuello o en las manos a su abuelo o a su abuela, o a su madre o a su padre, mejorará por completo sus vidas.

Por otro lado, para los adolescentes, que suelen evitar cualquier tipo de comunicación, el masaje puede convertirse en otra forma de escuchar sus emociones y aliviar sus dolores.

Y para las parejas, un sencillo masaje en los pies o en las manos antes de ir a dormir se convierte en un gesto cariñoso que fomenta la confianza y la comprensión. Se trata de una fantástica expresión afectiva no verbal que muestra la importancia que tiene cada miembro de la pareja para el otro.

Me gustaría que este libro le ayudara a creer en sí mismo y en su capacidad para dar masajes. A lo largo de estas páginas pretendo enseñarle que no tiene que mostrarse vulnerable cuando se enfrente al dolor físico o emocional, y hasta qué punto puede ayudarse a sí mismo y a los demás a través de este eficaz método natural de autocuración.

También me gustaría animarle a entrar en contacto con los demás. Para ayudarle a conseguirlo, en el capítulo final incluyo diferentes técnicas para realizar masajes a otras personas. Si sigue las instrucciones de dicho capítulo, y cree en sí mismo, conseguirá dominar estas técnicas y estará en condiciones de compartirlas con los demás. No olvide que el masaje puede ser un modo fantástico de comunicarse con aquellos con los que comparte su vida.

10

Las técnicas incluidas en el capítulo 6 pueden practicarse en pareja, entre padres e hijos o entre amigos. Le permiten comunicarse a través del sentido del tacto y le enseñan diferentes secuencias de masajes que podrá poner en práctica para transmitir sentimientos de cariño a sus seres más queridos. Intente siempre ofrecer el mejor masaje posible a su compañero. Nunca se lo niegue a nadie: quizá mañana sea usted el que pueda necesitar una sesión de contacto curativo.

Tenga en cuenta que el masaje es un proceso que implica dar y recibir. Desde mi experiencia, creo que tiene lugar una distribución equitativa de energía entre el que da el masaje y el que lo recibe. Así pues, procure siempre que el intercambio de masajes sea equitativo. Dicho eso, existe sin embargo una norma tácita según la cual la persona que se encuentra más tensa o cansada debe ser la primera en recibir el masaje. La razón es bien sencilla: transmitimos todas nuestras emociones y pensamientos a través del tacto, por lo que es importante que, al realizar un masaje a alguien, tengamos la mente relajada y llena de emociones y pensamientos positivos.

El masaje es muy beneficioso para la mayor parte de las personas. Sin embargo, en algunos casos no resulta apropiado. Antes de realizar un masaje, tenga cuenta una serie de contraindicaciones básicas, y encontrará una lista de ellas en la página 13. En caso de duda, recomiendo acudir a un experto para saber si se es apto para recibir masajes.

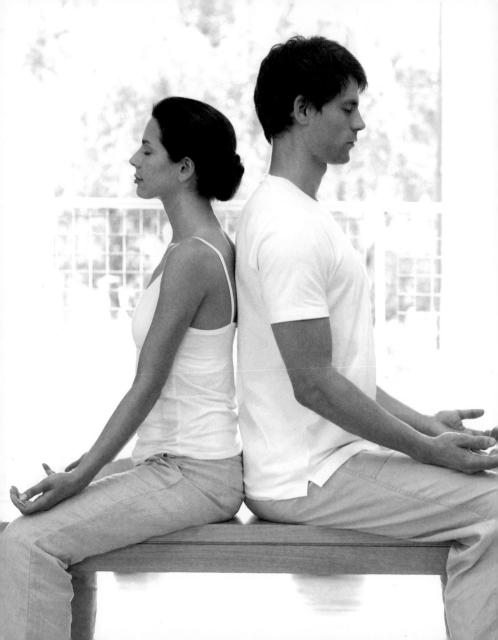

contraindicaciones

Si se encuentra en alguna de estas categorías, debería evitar recibir masajes:

• Su temperatura corporal es elevada. El masaje estimula el metabolismo del cuerpo y puede hacer que la temperatura suba incluso más. Eso por supuesto no significa que no pueda realizar masajes a otras personas. Todos conocemos la agradable sensación que nos produce que nos pongan una mano fría en la frente cuando estamos enfermos.

• Hace menos de una hora que ha comido en abundancia. No masajee sobre un estómago lleno para evitar la presión sobre los órganos internos.

• Ha sufrido recientemente alguna lesión o un accidente que haya conllevado heridas abiertas, magulladuras o fracturas. En estos casos, debe siempre consultar a un profesional antes de recibir cualquier masaje.

• Sufre un problema lumbar severo, un dolor en el cuello o en la espalda, o cualquier otra afección corporal significativa. Debería acudir a un osteópata para descubrir la causa del problema y determinar las opciones de masaje.

• Si está embarazada, debería masajear de forma periódica toda la zona lumbar y el abdomen durante los tres primeros meses de embarazo. También debería consultar con un profesional qué aceites puede utilizar, ya que algunos esenciales no son indicados para mujeres en estado.

• Si tiene varices, evite la presión directa sobre las venas afectadas y procure que la presión por la zona alrededor de la variz sea muy suave.

el momento y el lugar

Tal vez esté pensando que le resulta imposible encontrar tiempo para un masaje, aunque sea breve y sencillo. Todos necesitamos más tiempo y la mayoría de nosotros pensamos que el día es demasiado corto, de ahí que a menudo pospongamos el tiempo que solemos dedicarnos a nosotros mismos para el día siguiente. Para solucionar este problema, he procurado que los tratamientos que se incluyen en este libro coincidan con las pausas habituales de nuestra vida cotidiana. Las breves sesiones de masaje que le propongo no van a interferir en absoluto en su actividad diaria. Al contrario, le darán fuerza y harán que disfrute de su tiempo libre de una forma más relajada.

He propuesto momentos de todos los ámbitos posibles practicar las técnicas de masaje: durante un vuelo en avión de larga distancia, en la ducha, en el escritorio del trabajo o en la playa. También encontrará algunas técnicas que le ayudarán a liberar el estrés, a recargar la energía necesaria o a mejorar el estado de ánimo del que lo necesita. Puede utilizar este libro a cualquier hora y en cualquier lugar: en casa, en la oficina, en el hospital. Pretendo demostrar con esto que es muy fácil incorporar el masaje en nuestra vida cotidiana. No necesita ningún tipo de preparación especial; no es necesario ser masajista profesional para aliviar sus dolores cervicales o los de un ser querido. Por otra parte, es importante aclarar que este libro en ningún momento pretende convertirse en un sustituto del masaje profesional.

14

También me gustaría conseguir que no se sienta impotente a la hora de enfrentarse al dolor. Puede ayudar a su cuerpo y a su mente de la manera más tradicional y natural. Si no sabe qué decir o qué hacer, recurra al tacto.

reglas básicas

Existen algunas reglas básicas que deberá seguir si quiere sacar el máximo provecho de este libro. Léalas con detenimiento antes de empezar.

- **Respirar bien.** Debe considerar la respiración como un masaje interno de todos sus órganos. Al inspirar, los pulmones se expanden y hacen presión sobre el diafragma, lo que causa un efecto dominó sobre todos los órganos que hay debajo, tanto el estómago como el hígado y los riñones. Esto ocurre porque todos ellos están adheridos unos a otros a través del tejido conjuntivo, por lo que cualquier movimiento que tenga lugar en uno de los órganos afecta a los otros. La respiración hace que los pulmones se llenen de oxígeno, que después se transmite a las células sanguíneas, quienes a su vez lo distribuyen por todo el cuerpo. A menudo la sensación de fatiga, las disfunciones de la vista, el dolor de cabeza y los problemas de coordinación son consecuencia de una mala técnica de respiración.

- **Permanecer en silencio.** Es importante no hablar durante el masaje. De esta forma se consigue desconectar la mente, hacer que el cerebro descanse y se renueve así todo el sistema. Algunas de las técnicas que se incluyen en este libro se pueden practicar en casa, donde evidentemente es más fácil permanecer en silencio. Si se encuentra en un lugar público, tendrá que ser más disciplinado a la hora de desconectar y sintonizar consigo mismo. Considere la respiración profunda y regular como una norma básica. Concéntrese sólo en su respiración durante dos o tres minutos antes de emprender el automasaje para conseguir desconectar la mente.

- **Aplicar bien la presión.** Si escucha con atención a su cuerpo, sabrá si la presión que está ejerciendo es la indicada o no. El dolor suele ser síntoma de que está aplicando una fuerza excesiva o demasiado rápida. Reduzca de inmediato la fuerza y la velocidad del movimiento. Aplique la presión de forma gradual, evitando en todo momento ejercer presión de forma repentina. En todas las técnicas que requieren aplicación de presión estática, siga su intuición para localizar las zonas doloridas. Con la práctica, cada vez le resultará más fácil determinar los puntos de tensión permanente como resultado de la acumulación de sustancias de desecho (sobre todo toxinas que no se han eliminado a través de la circulación). Evite presionar directamente en los huesos, en especial cuando trabaje en la zona de la columna vertebral. Concentre siempre la presión en los músculos.

- **Encontrar el ritmo y la velocidad adecuados.** Practique realizando movimientos lentos. Imagine que está caminando por una ciudad que no conoce de nada. Si corre, llegará a conocerla a fondo; necesita tiempo y conciencia para

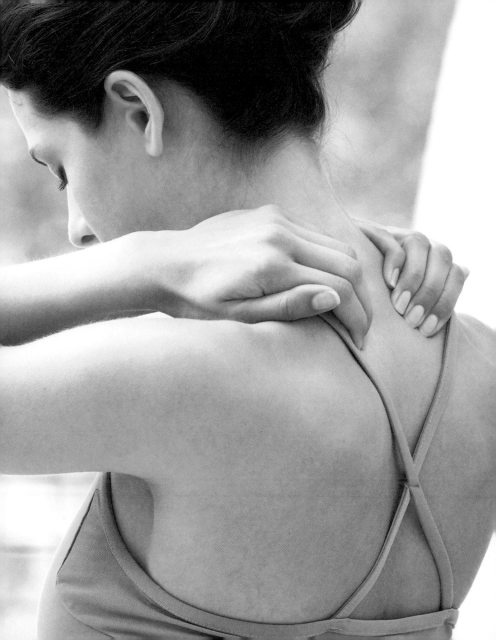

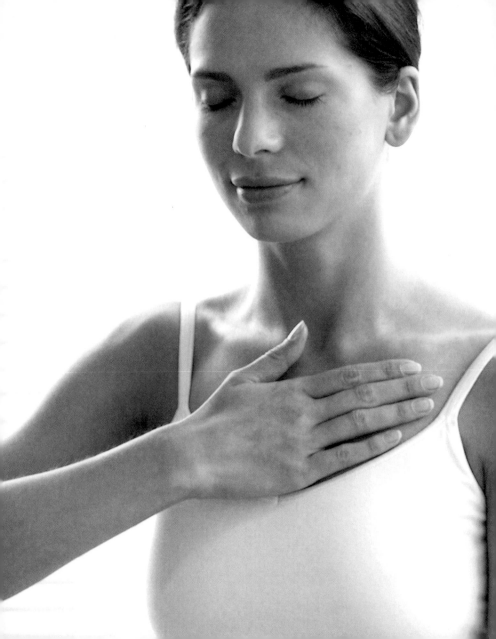

asimilar los entresijos de un lugar desconocido. Lo mismo ocurre con el cuerpo humano. Descúbralo poco a poco y con cuidado a través del tacto. Cuanto más consciente sea, más natural ha de ser la lentitud del masaje. Mantenga un ritmo constante y repita el movimiento al menos la cantidad de veces que se indica en el libro. A través de estos movimientos rítmicos y repetitivos estará contribuyendo a la relajación de su sistema nervioso, así como al restablecimiento del equilibrio natural del cuerpo.

cómo aprovechar este libro

Puede empezar a probar con el masaje desde cualquier página: el libro está estructurado de tal forma que es fácil utilizarlo a diario. Todas las técnicas son lo bastante sencillas como para que puedan llevarlas a cabo los principiantes. Sólo necesita querer conectar consigo mismo o con la persona a la que vaya a dar el masaje. Empiece siempre respirando hondo varias veces con los ojos cerrados para relajar el cuerpo y la mente.

Estoy convencida de que este libro se convertirá en su inseparable compañero, no sólo por los remedios para los dolores que ofrece, sino también porque permite conseguir, mediante el poder transformador del tacto, que cada momento de su vida sea un poco más importante. Espero que al utilizar este libro sienta la misma pasión por el masaje que siento yo y que aporte dicha a su vida: la dicha de tocar y ser tocado.

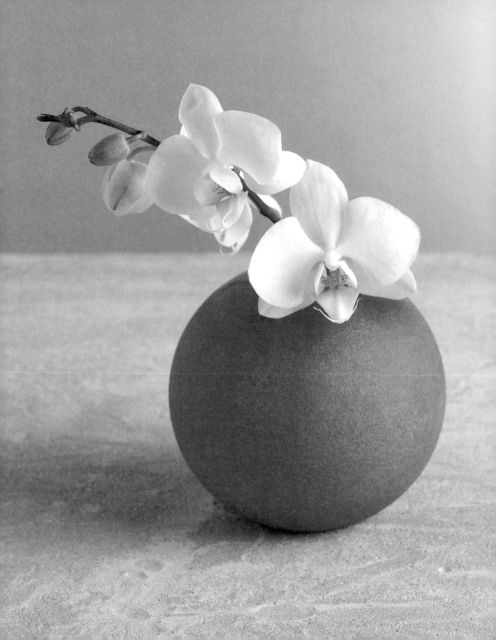

a cualquier hora

Las técnicas de masaje pueden ponerse en práctica en cualquier momento

para liberar tensiones y sentirse mejor. Por la mañana, el masaje se convier-

te en una excelente preparación para los desafíos que nos depara el día y,

por la noche, un masaje es la mejor forma de relajar el cuerpo y la mente.

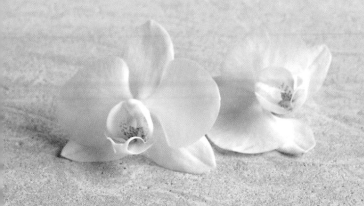

1 Siéntese en el borde de la cama y con los pies en contacto con el suelo. Relaje los bazos y asegúrese de que hay una buena conexión entre los pies y la superficie que haya debajo. Coloque las manos sobre su regazo y cierre los ojos. Inspire profunda y lentamente. Expulse todo el aire con suavidad, sin ejercer ningún tipo de fuerza. Repita el proceso tres veces.

2 (*derecha*) Coloque la mano derecha encima de la cabeza, manteniendo la mano izquierda sobre el regazo. Acaríciese el cuero cabelludo con los dedos cerca de la frente y cierre la mano. Agarre la mayor cantidad de pelo posible, respire hondo y, al expulsar el aire, tire con suavidad del pelo. Mantenga el puño muy cerca de la cabeza. Abra el puño.

3 Mientras inspira, coloque la mano derecha en la nuca; agarre la mayor cantidad de pelo posible y tire de él con suavidad mientras espira. Siga tirando y soltando el pelo de la parte derecha. Tire de manera firme y rítmica, de modo que pueda sentir cómo se mueve el cuero cabelludo. Utilice la mano izquierda para llevar a cabo el proceso en la mitad izquierda de la cabeza.

4 Coloque los dedos de ambas manos sobre la cabeza y aplique unos suaves golpecitos con los dedos mientras respira de forma regular. Imagínese que le están cayendo grandes gotas de lluvia sobre la cabeza. Aumente la velocidad de los golpecitos hasta sentir una ligera sensación de calor por todo el cuero cabelludo. Si lo prefiere, aplique los golpecitos con los puños relajados.

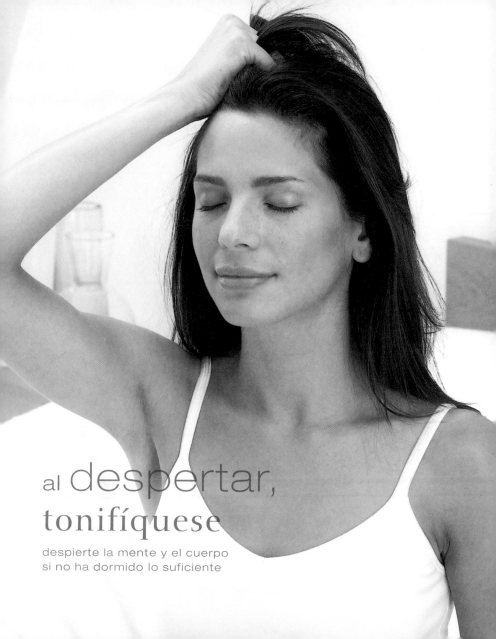

al despertar,
tonifíquese

despierte la mente y el cuerpo
si no ha dormido lo suficiente

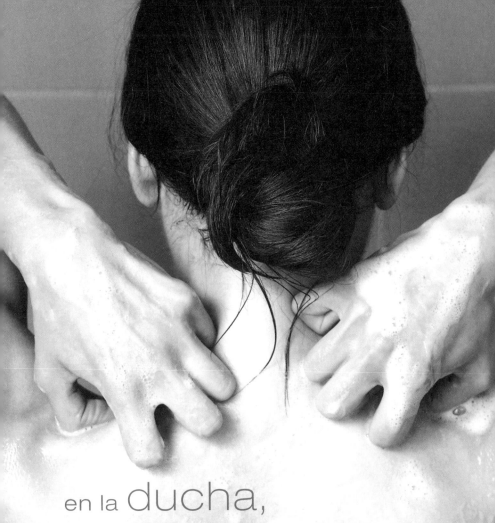

en la ducha,
conecte

el momento perfecto para darse un buen masaje

1 Asegúrese de que el agua esté lo bastante caliente como para que entre en calor. Antes de aplicarse el jabón, permanezca durante un rato inmóvil bajo la ducha y sienta el agua deslizándose por todo el cuerpo mientras realiza en él un suave masaje. Cierre los ojos, respire hondo y disfrute de esta sensación de calma y tranquilidad.

2 Enjabónese los brazos, los hombros, el tórax y el cuello hasta formar espuma. Cierre con suavidad las manos hasta dejar el puño relajado. Recorra todo el tórax con los nudillos; el jabón hará que los dedos se deslicen sin resistencia alguna. Evite la clavícula; recorra toda la zona del tórax inferior a la misma.

3 Coloque la mano derecha sobre el codo izquierdo y deslícela por el brazo con un movimiento circular tonificante. Cuando llegue al hombro, vuelva a deslizar la mano hasta el codo en un único movimiento. Repita el proceso tres veces y, por último, realice cinco enérgicos movimientos circulares sobre el hombro izquierdo. Cambie la posición de las manos y haga lo mismo sobre el otro brazo y hombro.

4 (*página anterior*) Cierre ambas manos y manténgalas relajadas. Colóquelas en la base del cuello. Recórrala realizando un movimiento circular con los nudillos y luego ascienda por ambos lados hasta llegar al cuero cabelludo. Vuelva a la posición inicial y recorra la nuca con los nudillos, desde el nacimiento del cuero cabelludo hasta la espalda. Repítalo tres veces. Termine la ducha con agua tibia.

1 Tome asiento cómodamente, con los pies en contacto con el suelo, y cierre los ojos. Si prefiere estar de pie, relaje los hombros y las rodillas. Respire de forma regular y profundamente, concentrándose en la respiración para tonificar el cuerpo y dar un respiro a la mente.

2 (*derecha*) Levante los hombros tanto como pueda pero despacio, manteniendo los brazos rectos y relajados. Hágalo al ritmo de las inspiraciones. Cualquier resistencia en los hombros disminuirá a medida que repita el proceso. No fuerce los movimientos; levante los hombros hasta una altura que le resulte cómoda.

3 Mantenga los hombros lo más levantados posible durante dos lentas inspiraciones. Bájelos poco a poco todo lo posible y en el transcurso de una inspiración; procure no ejercer presión, trate de relajar los músculos. Repita el proceso tres veces. Notará que cada vez hay más espacio entre los hombros y el cuello.

4 Coloque la mano derecha sobre el extremo del hombro izquierdo, inspire y, mientras expulsa todo el aire, realice con la mano un movimiento circular hacia dentro de forma rápida y rítmica. Inspire y, mientras espira, realice cinco movimientos circulares en la dirección opuesta, esto es, hacia fuera. Seguidamente, 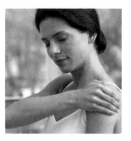 coloque la mano izquierda sobre el hombro derecho y repita los mismos movimientos, rápidos y rítmicos. Abra los ojos y respire hondo.

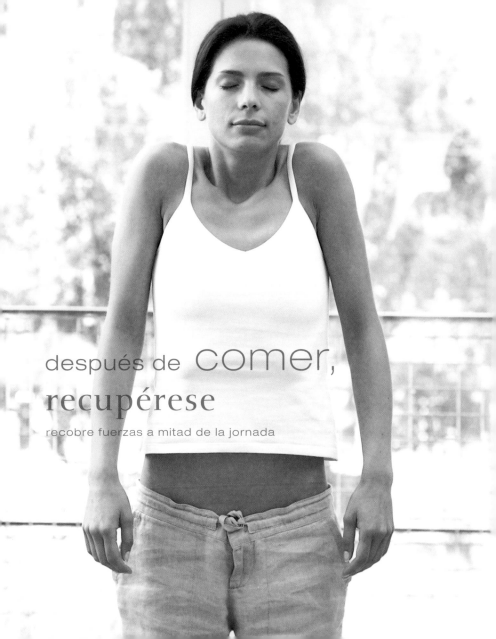

después de comer,
recupérese
recobre fuerzas a mitad de la jornada

por la noche, relájese

una buena forma de acabar el día y mejorar los hábitos de sueño

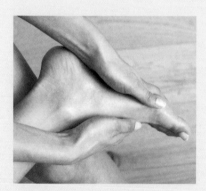 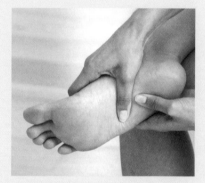

1 Siéntese en una silla o en el borde de la cama. Relájese y coloque el pie derecho sobre la rodilla izquierda. Aplique crema a todo el pie, lentamente y con suavidad. Colóquelo entre las dos manos y realice un movimiento circular por todo el pie, empezando por los dedos y hasta el tobillo.

2 Coloque los dedos pulgares en la planta y el resto en el empeine del pie. Ejerza presión con ambos pulgares sobre la planta y realice tres movimientos circulares lentos hacia fuera. Levante los pulgares y colóquelos en otro punto de la planta del pie. Vuelva a presionar con los pulgares y a dibujar los tres círculos. Repita el proceso por toda la planta y el talón.

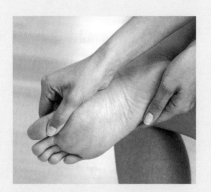

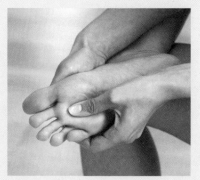

3 Sujete el talón con la palma de la mano izquierda. Presione el dedo grande del pie con el pulgar derecho realizando cinco movimientos circulares lentos en ambas direcciones, trabajando en toda la superficie del dedo. Repita el proceso con el resto de los dedos del pie.

4 Sujete ahora el pie con la mano derecha y presione con el pulgar sobre el centro de la parte superior o inferior. Deslice el pulgar por el centro de ésta hasta llegar al borde del talón. Sujete el pie con ambas manos y respire hondo tres veces. Por último, repita el proceso descrito en los pasos 1-4 en el pie izquierdo.

29

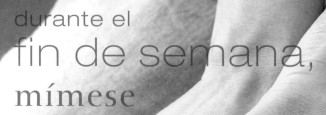

durante el
fin de semana,
mímese

relaje las manos y haga que luzcan firmes y tersas

1

Siéntese cómodamente en el sofá. Colóquese una almohada en la espalda y mantenga las piernas rectas, con las rodillas apoyadas sobre el sofá. Aplique crema de manos en el dorso de la mano derecha (también sobre los dedos) hasta la muñeca. Acaricie el dorso de la mano varias veces, de los dedos a la muñeca. Después, aplique crema en la palma.

2

(*página anterior*) Deje reposar la mano derecha sobre los dedos de la mano izquierda con la palma hacia arriba. Deslice el pulgar izquierdo por los tendones, desde el nudillo del dedo meñique hasta la muñeca. Repita el movimiento en los otros dedos, siempre partiendo del nudillo en dirección a la muñeca.

3

Apriete la base de la mano derecha utilizando el pulgar y el índice de la mano izquierda, y realice un movimiento circular a lo largo del dedo hasta llegar a la uña. Repita el proceso tres veces en los otros dedos, respirando lentamente y manteniendo los hombros relajados.

4

Masajee la palma de la mano derecha con el pulgar de la mano izquierda, utilizando el resto de dedos (de la mano izquierda) como soporte. Aplique un movimiento circular con el pulgar por toda la palma. Debería sentir cómo se libera la tensión. Para terminar, junte las manos y respire hondo tres veces. Repita los pasos 1-4 con la otra mano.

31

unos minutos para relajarse

libere la tensión para mantenerse fresco y despierto

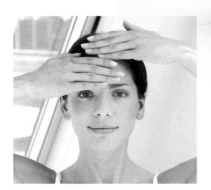 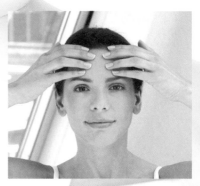

1 Situarse frente a un espejo le ayudará a controlar su posición en cada momento. Empiece el proceso respirando hondo tres veces. Acaríciese la frente con las manos, una después de la otra, hasta el nacimiento del cabello, cinco veces. Relaje las manos y asegúrese de que el movimiento sea lento pero rítmico. Procure no ejercer demasiada presión.

2 Coloque los dedos de ambas manos sobre la frente. Presione poco a poco la piel con las yemas de los dedos y realice cinco movimientos circulares de forma lenta y regular hacia fuera. Trate no sólo de tensar la piel; piense que está masajeando el tejido subcutáneo. Asegúrese de trabajar toda la frente, incluido el nacimiento del pelo y la parte superior de las cejas.

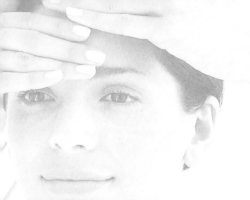

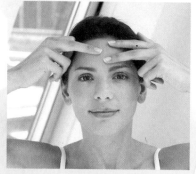

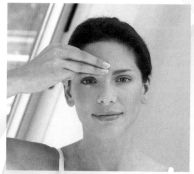

3 Mantenga las manos a los lados de la frente y presione ésta con el índice y los dedos medios. Realice un movimiento en «zigzag», moviendo las manos la una hacia la otra. Empiece muy poco a poco y aumente de forma gradual la velocidad antes de volver a ralentizar el movimiento. Trabaje toda la frente durante 30 segundos.

4 Coloque los dedos corazón y anular de la mano derecha sobre el puente de la nariz, entre las cejas, e inspire. Deje reposar la mano izquierda sobre el regazo. Dibuje suaves círculos en un movimiento en forma de espiral, desde la base de la nariz hasta el nacimiento del pelo, siguiendo la línea central de la frente. Respire hondo, con los hombros relajados.

33

antes de una reunión, equilíbrese

recargue energías y disfrute de un momento de armonía

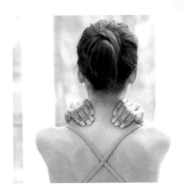 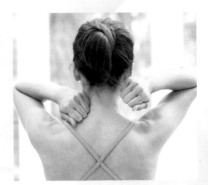

1 Coloque una mano sobre la parte superior de cada hombro. Agarre con firmeza los músculos situados en la parte superior de los hombros. Mientras espira lentamente, apriete bien los hombros con las manos, realice un suave movimiento ascendente y mantenga la posición. Durante la espiración siguiente, deje de apretar poco a poco. Repita el proceso tres veces.

2 Cierre los puños y colóquelos sobre los hombros. Dé golpecitos enérgicos y rítmicos sobre la zona muscular de los hombros mientras espira. Asegúrese de no golpear sobre el hueso, ya que podría resultar doloroso. Respire de forma regular y siga aplicando los golpecitos durante 15 segundos.

34

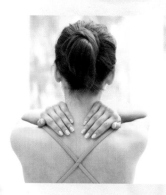

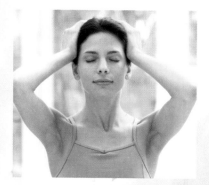

3 Coloque con suavidad una mano en cada hombro, con las palmas hacia abajo. Cierre los ojos y sienta cómo un calor reconfortante emana de los hombros. Imagínese que les «envía» su respiración.

4 Coloque una mano en cada lado de la cabeza. Presione con suavidad el cuero cabelludo y mantenga la presión mientras espira. Inspire. Al espirar, deje de presionar; sentirá el calor de las manos sobre el cuero cabelludo. Repita el proceso tres veces. Abra los ojos.

1 Asegúrese de que está bien sentado, erguido, con las piernas sin cruzar y los pies en contacto con el suelo. Quítese los zapatos si es posible. Relaje los hombros e incline un poco el cuello hacia delante para liberar la tensión que pueda haber en el mismo. Debe saber que, si lo inclina demasiado, creará más resistencia en lugar de contribuir a que los músculos se relajen.

2 (*derecha*) Coloque la mano derecha sobre el hombro izquierdo. Respire hondo y note cómo el calor de ésta se propaga. Ejerza presión con los dedos índice y corazón sobre el músculo sin cambiar de posición. Mientras espira, realice movimientos circulares lentos y profundos. Si siente dolor en esta zona, presione el músculo y mantenga la presión durante varias respiraciones.

3 Realice este proceso a lo largo de todo el hombro, buscando las zonas más delicadas y masajeándolas, ya sea a través de la presión estática o a través de la circular. Empiece dibujando círculos poco a poco; después, aumente la velocidad. Trabaje el otro hombro con la mano izquierda, repitiendo los pasos 1-3.

4 Coloque ambas manos sobre el regazo, vuelva a poner la cabeza recta y realice un movimiento rotativo con los hombros, cinco veces hacia delante y otras cinco hacia atrás, manteniendo en todo momento el cuello relajado. Asegúrese de que no dobla los codos ni mueve los antebrazos. Debería sentir cómo el movimiento empieza desde el hombro. Respire hondo tres veces.

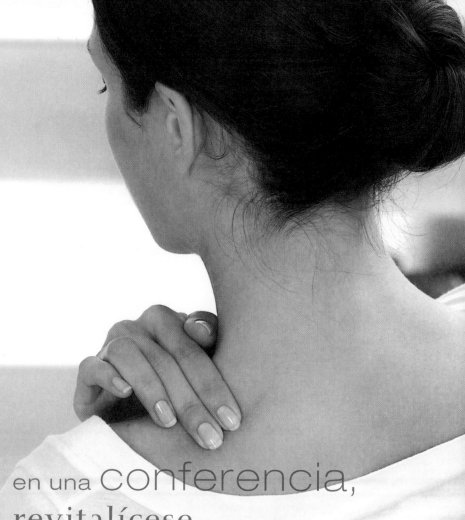

en una conferencia,
revitalícese

mantenga su energía corporal y mental
en los eventos más agotadores

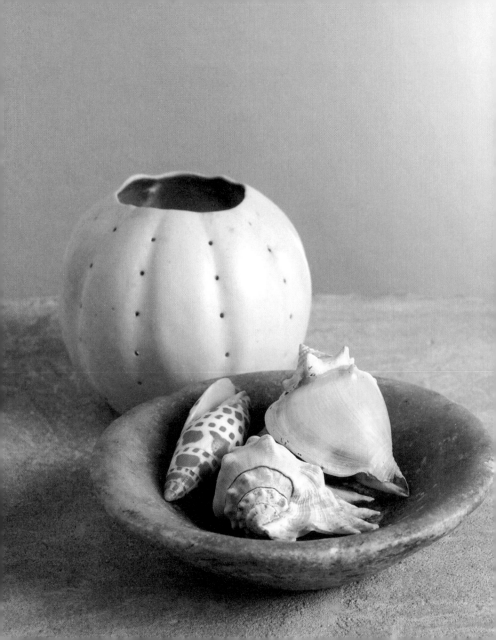

en cualquier lugar

No es necesario ir a un balneario para disfrutar de los beneficios que proporciona el masaje. Puede poner en práctica sencillas técnicas en cualquier lugar, ya sea para relajarse, para liberar tensiones, para aliviar dolores leves o para recuperar fuerzas.

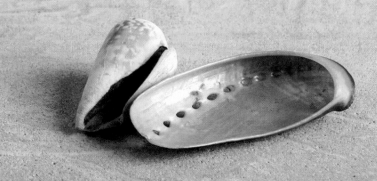

en el dormitorio, desestrésese

relaje la zona lumbar y alivie el dolor provocado por el estrés

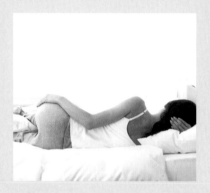 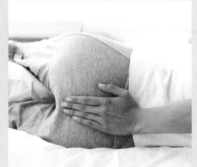

1 Túmbese en la cama sobre el lado derecho. Manteniendo la pierna de abajo recta, doble la de arriba de forma que el tobillo descanse sobre la rodilla de la pierna inferior. Repose la cabeza sobre el brazo derecho. Estará más cómodo si coloca una pequeña almohada o una toalla debajo de la pierna doblada.

2 Coloque la palma de la mano izquierda sobre el cóccix (el extremo inferior de la espalda). Durante la espiración, presione con suavidad la palma sobre el hueso sacro. En la siguiente inspiración, deje de ejercer presión y vuelva a presionar con la siguiente espiración. Repita la secuencia hasta que toda la zona se caliente.

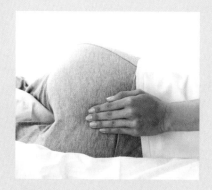

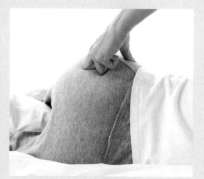

3 Empiece a masajear el cóccix con las yemas de los dedos. Hágalo despacio y con precisión, tratando de liberar la tensión en todos los puntos. Realice el masaje durante varios minutos. Si hay algún punto dañado, frote los nudillos por toda el área afectada.

4 Frote los nudillos por todo el glúteo izquierdo, desplazándose hacia abajo por el muslo. Hágalo durante tres minutos, volviendo a la zona lumbar. Coloque otra vez la palma de la mano izquierda sobre el cóccix y manténgala durante varias respiraciones, imaginando que está respirando hacia el cóccix. Túmbese hacia el otro lado y repita todos los pasos con la mano derecha.

41

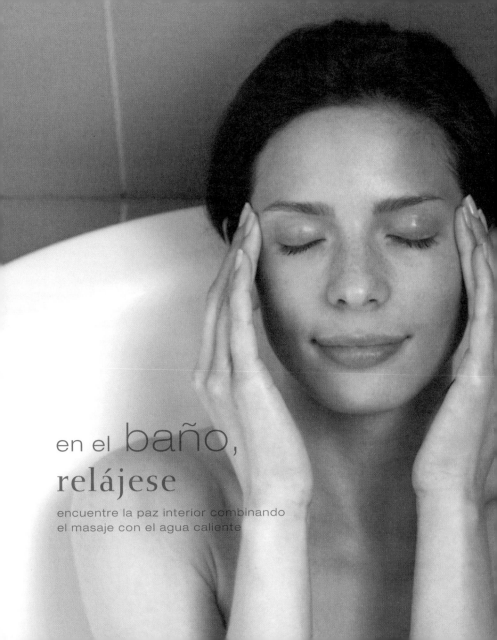

en el baño,
relájese

encuentre la paz interior combinando
el masaje con el agua caliente

1 Túmbese en la bañera y coloque los dedos índice, corazón y anular de ambas manos en las sienes. Si le resulta más cómodo, coloque una almohada bajo la cabeza. Mantenga los dedos juntos de modo que forme una superficie plana. Cierre los ojos y respire hondo tres veces de tal manera que sienta la conexión entre los dedos y las sienes.

2 (*página anterior*) Durante la espiración, presione de forma gradual las sienes con las yemas de los dedos, manteniéndolos juntos y planos. Mantenga la presión durante unos tres segundos. Deje de presionar al inspirar y vuelva a presionar cuando espire, manteniendo de nuevo la presión. Repita la secuencia tres veces.

3 Empiece con otra secuencia de presión en las sienes, pero esta vez no deje de aplicar presión; en su lugar, dibuje poco a poco cinco pequeños círculos precisos. Para no tensar la piel, trate de mover más el tejido subcutáneo que la propia piel.

4 Vuelva al paso 2 y realice las tres «presiones», y otras tres más cuando mantenga la presión y dibuje los círculos. Por último, coloque ambas manos sobre el rostro y respire hondo.

43

1

(*derecha*) Al no tener que aplicar aceite ni crema para realizar este masaje tonificante, no hace falta que se quite los calcetines. Coloque el pie izquierdo sobre la rodilla derecha. Frote el pie con la palma de las manos, realizando un movimiento de arriba abajo y en direcciones opuestas, hasta que el pie se caliente.

2

Agarre los dedos de los pies con la mano derecha, flexionándolos y extendiéndolos de forma rítmica. Ocúpese después de los dedos uno a uno, empezando por el gordo, apretándolos varias veces con el pulgar y el índice. La presión debe ser uniforme y debe procurar sostener en todo momento el pie izquierdo con la mano izquierda mientras trabaja los dedos del pie.

3

Trabaje entre los tendones del empeine del pie. Presione con el pulgar en el punto de intersección de los dedos. Después, arrastre el pulgar desde la base del dedo hasta el tobillo. Sostenga bien el pie sujetando el tobillo con la mano izquierda.

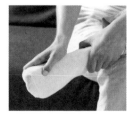

4

Vuelva a la planta del pie izquierdo. Sujetando el pie desde la parte superior con los dedos, recorra los pulgares de ambas manos por toda la planta, ejerciendo una presión constante. Empiece en la parte superior de la misma e inicie después el descenso hacia el talón. Realice este movimiento descendiente y ascendente durante tres minutos, tratando de mantener el ritmo en todo momento. Cambie al otro pie y vuelva a realizar los cuatro pasos.

44

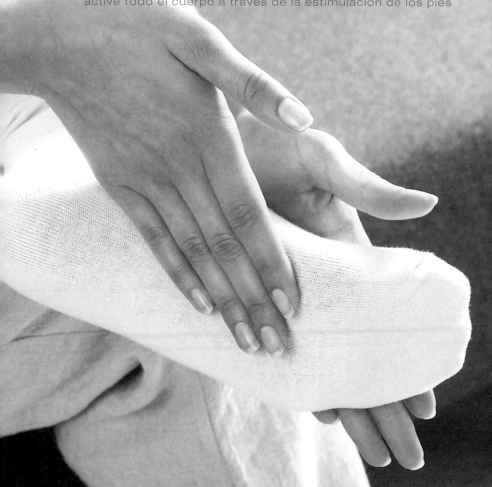

en el sofá,
tonifíquese

active todo el cuerpo a través de la estimulación de los pies

en el parque, refrésquese

tómese un tiempo para refrescar el cuerpo al aire libre

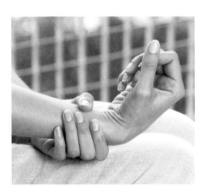

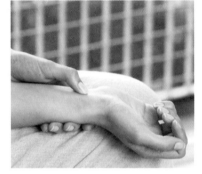

1 Siéntese en un banco o sobre la hierba, con la espalda recostada, sin cruzar las piernas y con las manos sobre el regazo. Agarre la muñeca derecha con la mano opuesta. Deslícela poco a poco desde la muñeca, sin mover el brazo, cinco veces en cada dirección. Suelte la mano y agítela con fuerza varias veces. Repita la secuencia con la mano izquierda.

2 Coloque la muñeca derecha sobre la mano izquierda. Mientras la sostiene, ejerza una suave presión con el pulgar sobre la parte interior de la muñeca, realizando un movimiento descendiente desde el borde de la palma de la mano hacia el antebrazo. Presione durante unos dos segundos, pero procure que la presión sea suave, ya que en esta zona hay muchos vasos sanguíneos.

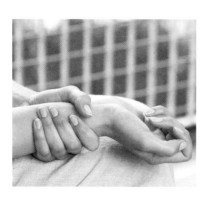 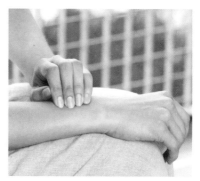

3 Apriete la muñeca con la mano izquierda y mantenga la presión. Repita la secuencia un poco más arriba en el antebrazo sucesivamente hasta llegar al codo. Cada vez que apriete una nueva parte del antebrazo, espire.

4 Coloque el brazo derecho sobre el muslo derecho, con la palma de la mano hacia abajo. Al espirar, presione la parte superior de la muñeca derecha con los dedos de la mano izquierda. Cuando inspire, desplace un poco los dedos en dirección al codo, presione durante la espiración. Repita esta última secuencia hasta llegar al codo. Cambie de brazo y repita los pasos 1-4.

47

1

Túmbese de espaldas y adopte una posición cómoda, con los brazos a los lados y las piernas un poco separadas. Si tiene la zona lumbar dolorida, coloque una toalla o una pequeña almohada enrollada bajo las rodillas para disminuir la presión en la parte inferior de la columna vertebral.

2

(*derecha*) Coloque la bola en la nuca. No levante el cuello, simplemente déjelo reposar sobre ésta. Respire hondo, dejando que la bola sostenga el cuello. Trate de imaginar la sensación de que el cuello se hunde cada vez más en la bola en cada respiración.

3

Al espirar, empiece a girar la cabeza sobre la bola, desde el centro hacia el lado derecho y después otra vez al centro. Inspire y, cuando empiece a espirar, repita el movimiento hacia la izquierda, terminando de nuevo en el centro. Repita la secuencia varias veces, procurando que los movimientos sean lentos.

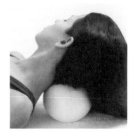

4

Cambie el ritmo, girando la cabeza de izquierda a derecha durante la espiración y de derecha a izquierda cuando inspire. Repita el movimiento tres veces en cada dirección. No aumente la velocidad, ya que debe estar al tanto de cada movimiento y tener la sensación de que el espacio entre las vértebras se relaja. Vuelva a la posición inicial y respire hondo, dejando reposar el cuello sobre la bola.

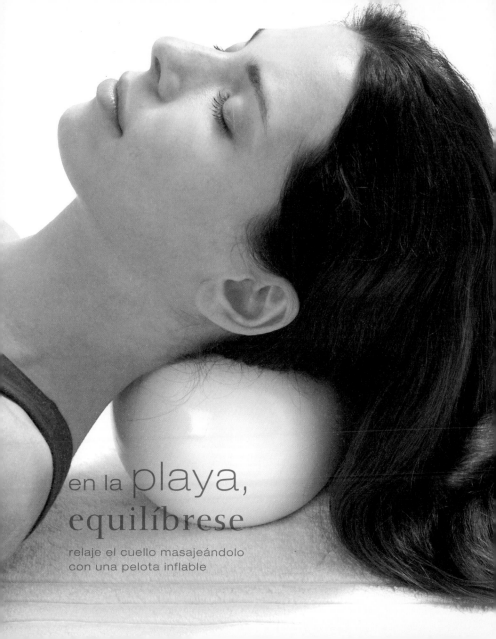

en la playa,
equilíbrese
relaje el cuello masajeándolo
con una pelota inflable

1 Antes de empezar con este masaje, trate de desconectar la mente cerrando los ojos y respirando hondo varias veces. Asegúrese de que los hombros están relajados. Abra los ojos poco a poco y, al espirar, presione con fuerza, pero de forma paulatina, la palma de la mano izquierda con el pulgar derecho. Utilice el resto de dedos de la derecha para sostener la mano izquierda.

2 (*derecha*) Dibuje poco a poco tres círculos en ambas direcciones con el pulgar, presionando con firmeza sobre la palma. Cambie la posición del pulgar y dibuje otros tres círculos. Asegúrese de que sostiene bien la mano izquierda con los dedos de la derecha mientras respira con regularidad. Trabaje toda la palma. Después, cambie de mano y repita el proceso.

3 Agarre el dedo índice de la mano izquierda desde la base con los nudos de los dedos índice y corazón de la mano derecha. Tire ésta, realizando un movimiento oscilante, hasta llegar a la yema del dedo. Haga lo mismo con el resto de dedos y, después, cambie de mano.

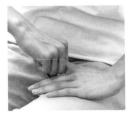

4 Levante los hombros lo más cerca de las orejas que pueda y, a continuación, déjelos caer. Repítalo tres veces. Recupere la posición inicial, con los hombros relajados y las manos en los lados. Para terminar, agite las manos con fuerza cinco veces.

50

en el escritorio, serénese

libere la tensión de las manos
y relaje la mente

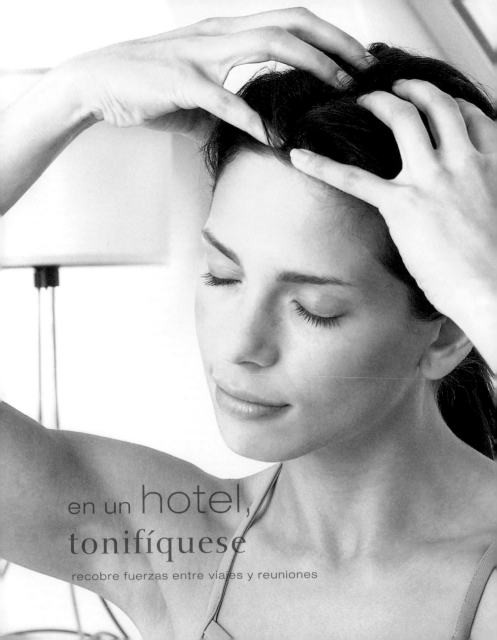

en un hotel,
tonifíquese

recobre fuerzas entre viajes y reuniones

1 (*izquierda*) Siéntese erguido con los pies en el suelo. Coloque las manos a los lados de la cabeza, con los dedos separados y los meñiques en el centro de la frente, en el nacimiento del pelo. Cierre los ojos y respire hondo. Al espirar, presione el cuero cabelludo y ténselo poco a poco. Aguante tres segundos y, después, libere la presión. Repítalo tres veces.

2 Apoye el lado izquierdo de la cabeza sobre la mano izquierda y presione el lado derecho del cuero cabelludo con la palma de la mano derecha. Realice un movimiento circular por todo el lado derecho. Respire hondo e imagínese que la tensión le desaparece poco a poco.

3 Cambie la posición de las manos, apoyando la cabeza sobre la mano derecha. Presione el cuero cabelludo con la palma izquierda realizando un movimiento circular (*véase* paso 2) por todo el lado izquierdo.

4 Utilice la palma de ambas manos con el fin de tensar y mover el cuero cabelludo, realizando círculos durante 30 segundos. Empiece muy poco a poco y aumente la velocidad del movimiento circular de forma gradual. Abra los ojos y, para terminar, respire profundamente tres veces.

1 (*derecha*) Siéntese cómodamente con la cabeza y los hombros lo más relajados posible. Coloque las manos sobre las rodillas, como si las estuviera abrazando. Debería sentir las rótulas en las palmas. Cierre los ojos y respire hondo tres veces.

2 En la siguiente espiración, dibuje con firmeza cinco círculos con las palmas sobre las rodillas, en el sentido opuesto de las agujas del reloj. Deténgase. Inspire y, en la siguiente espiración, dibuje otros cinco círculos, esta vez en el sentido de las agujas del reloj. Cuanto más firmes y rítmicos sean estos movimientos, más estimulará la circulación.

3 Procure mantener las piernas relajadas, pero sin moverlas. Empiece a dar golpecitos sobre la parte superior de los muslos con los bordes de las palmas con un ritmo alterno, trabajando de la rodilla hasta la pelvis y viceversa, hasta volver a las rodillas. Repita el ciclo tres veces.

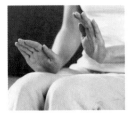

4 Coloque ambas manos de nuevo sobre las rodillas y repita las secuencias descritas en los pasos 1 y 2. Para terminar, respire hondo varias veces y deje reposar las manos sobre las rodillas durante 60 segundos. Abra los ojos y retire las manos poco a poco.

54

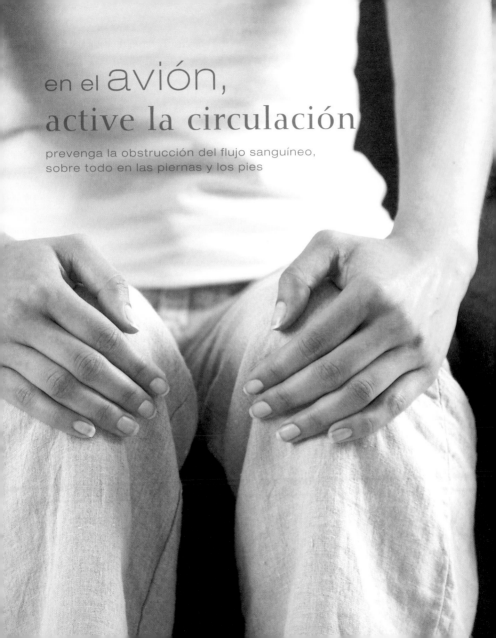

en el avión, active la circulación

prevenga la obstrucción del flujo sanguíneo, sobre todo en las piernas y los pies

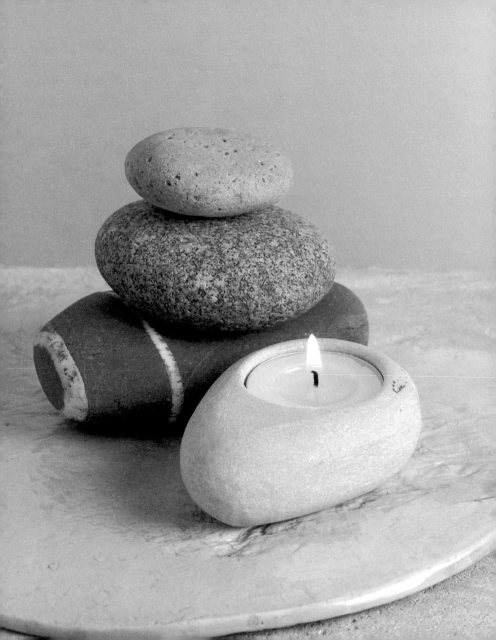

liberar el estrés

Utilice el masaje para liberar el estrés. Le ayudará a hacer frente a sus problemas físicos y emocionales, así como a recuperarse más rápidamente. Con un masaje breve y uniforme logrará relajarse, en tan sólo un par de minutos, para beneficio de todo su organismo.

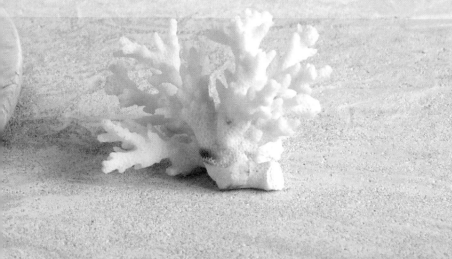

1 (*derecha*) Siéntese cómodamente y coloque los dedos de ambas manos a lo largo de la línea del nacimiento del cabello, con los meñiques uno al lado del otro. Mientras espira, presione con suavidad la línea del nacimiento del pelo mientras dibuja tres círculos en direcciones opuestas manteniendo la presión.

2 Coloque los dedos de las manos sobre la línea central del cuero cabelludo de forma que los meñiques estén uno al lado del otro y sobre la línea del nacimiento del cabello. Presione con suavidad el cuero cabelludo mientras espira. Dibuje dos círculos en direcciones opuestas en cada espiración.

3 Levante los dedos y colóquelos más arriba de la línea central. Ahora los meñiques deberían estar donde estaban antes los dedos índices. Mientras inspira, presione con suavidad sobre el cuero cabelludo y, mientras espira, igual que antes, dibuje dos círculos, procurando mantener la presión.

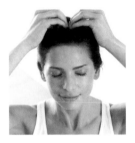

4 Desplace los dedos a la base del cuero cabelludo. Después del bulto de la base notará un pequeño surco. Presione en esta área con los dedos índice y corazón de las manos mientras espira, manteniendo la presión durante unos cinco segundos. Deje de presionar y repita la secuencia. Para finalizar, deje reposar ambas manos encima de la cabeza, sin ejercer ninguna presión, y respire hondo dos veces

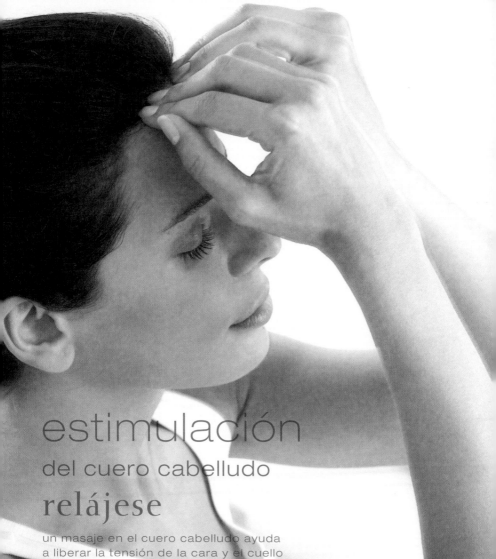

estimulación

del cuero cabelludo

relájese

un masaje en el cuero cabelludo ayuda
a liberar la tensión de la cara y el cuello

alivio del estrés lumbar
tranquilícese

libere músculos y articulaciones, donde primero se revela el estrés

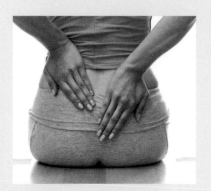 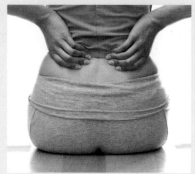

1 Siéntese con las piernas algo abiertas. Coloque las palmas de las manos en los lados del cóccix. Asegúrese de no presionar sobre la columna vertebral. Frote con fuerza arriba y abajo sobre el cóccix durante unos 30 segundos para calentar los músculos. Deje de frotar, manteniendo las palmas de ambas manos sobre el cóccix. Inspire y espire tres veces. Repita dos veces la secuencia.

2 Coloque los dedos de ambas manos a los lados de la columna vertebral, sin presionar directamente sobre ella. Inspire, presionando con suavidad sobre los músculos, y realice movimientos circulares mientras espira, concentrándose en las zonas doloridas. Mantenga la presión y continúe dibujando círculos durante un minuto, respirando con regularidad.

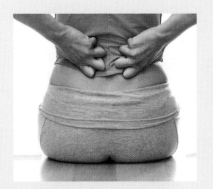 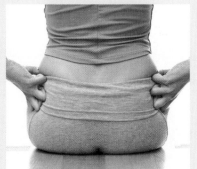

3 Para aumentar la presión, cierre el puño y frote con los nudillos por la zona lumbar, partiendo del hueso sacro y subiendo por la columna vertebral hasta donde pueda llegar sin que ello le suponga demasiado esfuerzo.

4 Frótese con los nudillos mientras los desplaza hacia abajo hasta volver al cóccix y dibuje círculos sobre los glúteos. Realizando el mismo movimiento, desplácese hasta los músculos de la cadera y dibuje cinco círculos con los nudillos. Por último, coloque la palma de ambas manos sobre el cóccix y respire tres veces.

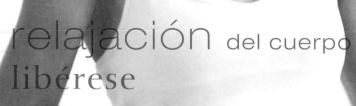

relajación del cuerpo

libérese

respire hondo para liberar
la tensión física y emocional

1 Procure no llevar prendas muy ajustadas. Manténgase de pie o estírese con los brazos relajados. Cierre los ojos e inspire hondo por la nariz, dirigiendo el aire hacia el vientre. Deje que los músculos abdominales se relajen. Sienta cómo el aire se introduce en el cuerpo. Espire por la boca.

2 (*página anterior*) Coloque la palma de la mano que desee hacia abajo, sobre el abdomen, y deje reposar la otra mano sobre él. Esto le ayudará a dirigir la respiración en dirección al abdomen. Continúe respirando manteniendo los ojos cerrados, y sienta cómo el abdomen se levanta cuando inspira y desciende cuando espira.

3 Deje caer los brazos e inspire por la nariz. Espire con normalidad, realizando una pequeña pausa de uno o dos segundos antes de volver a inspirar.

4 Haga una pausa en la respiración, tan larga como considere conveniente, siempre que le resulte cómoda. Repita la secuencia. Al principio, la pausa será muy breve, ya que lo más probable es que tenga la sensación de que no ha entrado el aire suficiente en su cuerpo. Intente vencer esta sensación y trate de asumir la conciencia de la pausa, relajándose cada vez más.

relajación de los ojos
recupérese

relaje los ojos y disfrute de la sensación de paz y armonía

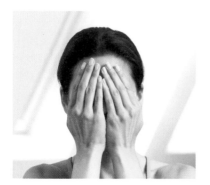

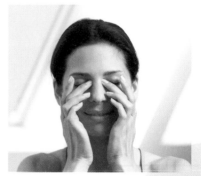

1 Siéntese cómodamente, con los ojos cerrados y el cuello y los hombros relajados. También puede tumbarse con una almohada bajo la cabeza y otra bajo las rodillas para favorecer el flujo sanguíneo de las piernas. Coloque los dedos de ambas manos sobre los ojos. Respire hondo, imaginando que manda el aire que espira a los brazos, manos y ojos.

2 Retire las manos y coloque el dedo corazón de ambas manos sobre el lagrimal. Mientras espira, presiónelos con suavidad con la yema de los dedos durante unos cinco segundos. Deje de presionar y repita la secuencia. Recorra por pasos toda la parte inferior de los ojos, manteniendo la presión durante cinco segundos, hasta alcanzar el extremo opuesto del ojo.

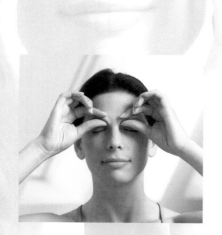

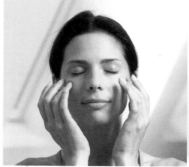

3 Con los dedos índice y pulgar, sujete la parte interior de las cejas durante cinco segundos. Suéltelas. Repita el proceso a lo largo de toda la ceja, desde el tabique nasal hasta las sienes. Presione la ceja durante cinco segundos y suéltela. Repita la secuencia.

4 Dé unos golpecitos suaves con las yemas de los dedos de ambas manos en los párpados y en la parte inferior de los ojos. El movimiento debe ser suave y rítmico, y debe procurar mantenerlo durante 30 segundos. Después, tápese los ojos con las palmas de las manos y respire hondo tres veces. Abra los ojos poco a poco.

RELAJACIÓN DE LOS OJOS

1 (*derecha*) Coloque los dedos índice, corazón y anular de las dos manos a los lados de la mandíbula. Para asegurarse de que cubre todo el músculo, apriete los dientes. Al apretar, deberá sentir el músculo bajo los dedos, lo que indicará que ha encontrado la posición correcta del músculo. Cierre los ojos.

2 Inspire. Al espirar, presione sobre el músculo en su punto más alto, justo debajo del arco de la mejilla, cerca del lóbulo de la oreja. Dibuje cinco círculos, poco a poco, presionando con los dedos corazón y anular. Respirando con regularidad, descienda despacio por el músculo hasta llegar al borde de la mandíbula. Continúe trazando círculos a medida que vuelve al arco de la mejilla. Repita la secuencia tres veces, respirando siempre con regularidad.

3 Coloque los pulgares en los bordes de la mejilla y deje reposar los dedos sobre la cabeza. Respire hondo, abriendo un poco la boca. Al espirar, presione de forma gradual la mandíbula con los pulgares y mantenga la presión. Deje de presionar poco a poco. Repítalo tres veces. Sentirá cómo se relaja la mandíbula.

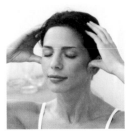

4 Desplácese al siguiente punto, presionando con los pulgares desde la parte superior de la mandíbula hacia el borde de la misma, como en el paso 2, pero ahora presionando durante cinco segundos en cada punto. Por último, deje reposar los dedos sobre los músculos de la mandíbula y respire hondo tres veces.

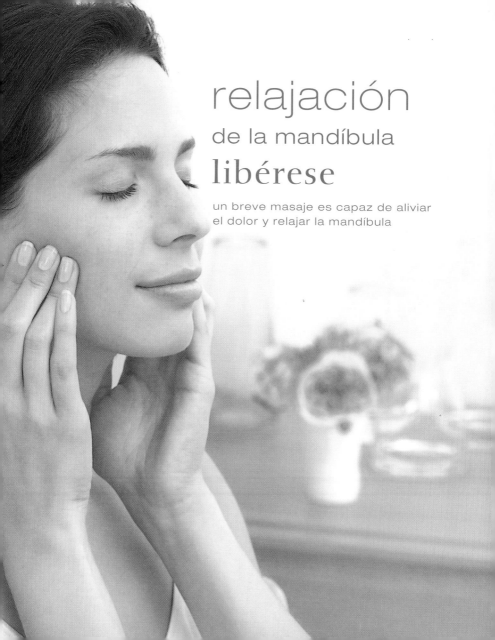

relajación
de la mandíbula
libérese

un breve masaje es capaz de aliviar
el dolor y relajar la mandíbula

relajación de los pies
alíviese

libere el estrés corporal estimulando ciertos puntos de los pies

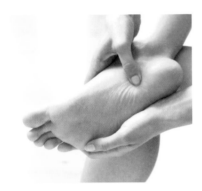 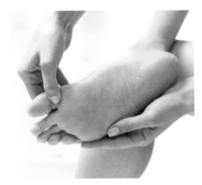

1 Siéntese cómodamente y coloque el pie derecho sobre la rodilla de la pierna izquierda. Realice presión en el puente del pie con el pulgar derecho mientras lo sujeta con la mano izquierda. En reflexología, el puente del pie corresponde a la columna vertebral. Trace pequeños círculos con el pulgar a lo largo de todo el puente.

2 Concéntrese ahora en la yema del dedo gordo, que corresponde al estómago. Sujete el pie con la mano izquierda y presione la yema con el pulgar de la mano derecha. Trace cinco círculos con firmeza y lentitud.

68

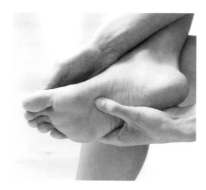 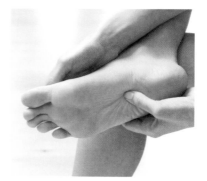

3 Deslice el dedo pulgar hacia el centro de la planta, donde se encuentra una pequeña zona que corresponde a los riñones y a las glándulas suprarrenales. Siga sujetando el pie con la mano izquierda y realice presión con firmeza con el pulgar derecho, dibujando cinco pequeños círculos.

4 Repita los pasos 1-3 en toda la zona comprendida entre la parte central de la planta y el talón, zona que se relaciona con los intestinos. Por lo general, si encuentra un punto dolorido significa que el órgano relacionado con ese punto sufre estrés. Céntrese en esos puntos, respirando hondo e imaginando que está liberando la tensión. Repita la secuencia con el otro pie.

69

1 (*derecha*) Incline un poco el cuello hacia delante y coloque el dedo corazón de ambas manos en los surcos situados a ambos lados de las vértebras del cuello, en la base del cráneo. No ejerza presión, simplemente respire hondo y sienta la conexión entre los dedos y el cuello.

2 Al espirar, presione de forma gradual sobre los surcos (a ambos lados de las vértebras del cuello) con el dedo corazón de ambas manos. Cuando presione, debe volver a colocar el cuello en posición vertical, con lo que conseguirá presionar una capa más profunda de los músculos.

3 Sin dejar de presionar, dibuje cinco círculos con los dedos corazón mientras respira lenta y regularmente. Libere la presión de forma gradual, levante un poco los dedos del cuello presione de nuevo, dibujando, poco a poco y con precisión, otros cinco círculos.

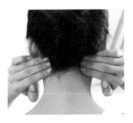

4 Desplace los dedos hacia los lados de la base de las cérvicales y céntrese en otro punto. Colóquelos debajo del hueso de la cabeza y presione sobre los músculos. Dibuje cinco círculos, poco a poco y con precisión, y respire con regularidad. Libere la presión de forma gradual desplazando los dedos hasta el punto siguiente. Procure cambiar de posición cinco veces hasta llegar a la curva del hueso. Debería poder aumentar cada vez más la presión a medida que los músculos del cuello se vayan relajando. Por último, respire hondo tres veces.

equilibrio cervical
desconecte

recobre fuerzas a media jornada

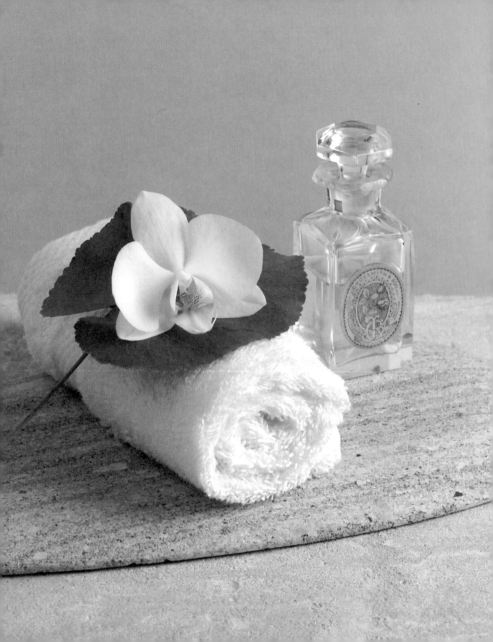

mejorar el ánimo

Las personas que se sienten felices y afrontan la vida con optimismo tienden

a estar más sanas que las que se muestran más pesimistas. Un simple automa-

saje permite mejorar drásticamente el estado de ánimo, ralentizar el proceso

de envejecimiento e insuflar alegría y vitalidad a su vida.

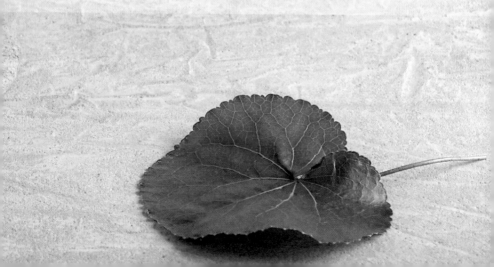

estimulación del tórax
mejore el ánimo

esta técnica ayuda a levantar la moral tras un desengaño

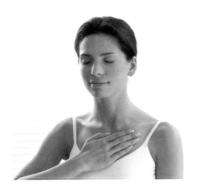 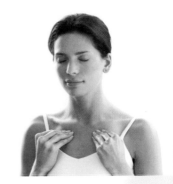

1 Siéntese con el cuello y los hombros relajados. Coloque la palma de la mano derecha en el lado izquierdo del tórax, cerca del hombro. Acaricie con suavidad todo el tórax. Retroceda cuando llegue al hombro derecho. Repita la técnica en la otra zona del tórax. Repita la secuencia completa cinco veces.

2 Coloque los dedos de ambas manos a lo largo de la clavícula. Trace lentamente cinco círculos empezando por el centro. Desplácese al siguiente punto. Ejerza presión con los dedos trazando otros cinco círculos. Desplace los dedos un poco más y repita la secuencia hasta llegar a los hombros.

74

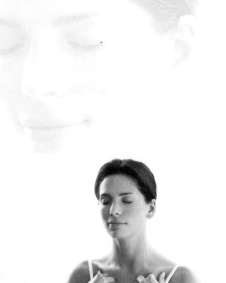

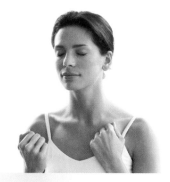

3 Cierre las manos y colóquelas en el centro del tórax. Presione firmemente con los dos pulgares. Masajee los espacios entre las costillas con los nudillos realizando un movimiento circular y sin dejar de presionar con los pulgares. Repita el proceso por todo el tórax respirando con regularidad.

4 Coloque los puños sobre el tórax, sin ejercer presión con los pulgares. Mientras espira, golpéese de manera acompasada y con suavidad. Empiece poco a poco e incremente de forma gradual la velocidad. Deténgase para inspirar y realice el golpeteo en cada espiración. Repita el proceso tres veces. Por último, coloque las manos abiertas sobre el tórax y respire hondo dos veces.

RELAJACIÓN DEL TÓRAX

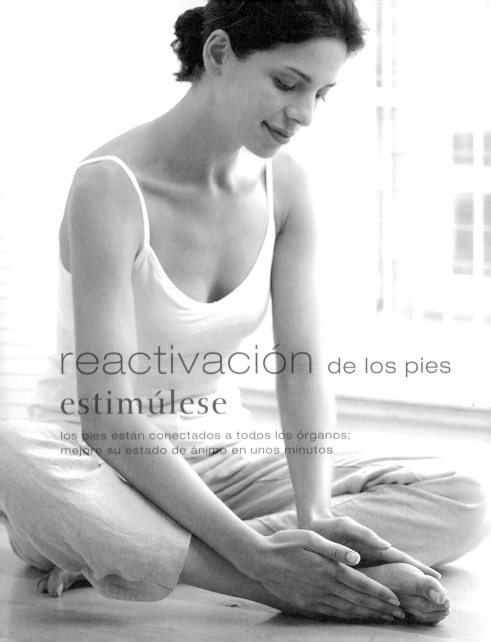

reactivación de los pies

estimúlese

los pies están conectados a todos los órganos;
mejore su estado de ánimo en unos minutos

1
Siéntese en una silla con el pie derecho sobre la rodilla de la pierna izquierda. También puede sentarse en el suelo con las piernas cruzadas si le resulta más cómodo. Si no puede poner el pie sobre la rodilla izquierda, déjelo reposar en el suelo al lado de la rodilla. Mantenga la espalda recta y relajada.

2
Sujete los dedos del pie derecho entre las manos, de modo que formen una especie de sándwich. Frote los dedos con un movimiento acompasado y rápido de las manos hacia delante y hacia atrás durante al menos 30 segundos, o hasta que sienta que la parte superior de los pies se calienta.

3
(*izquierda*) Desplace ambas manos hacia la parte central del pie. Sujételo con ambas manos y empiece a frotarlo con firmeza. Puede variar la velocidad, aumentándola o disminuyéndola de forma gradual. Mantenga la fricción durante 30 segundos o hasta que sienta que el calor del pie se extiende hacia la pierna.

4
Sujete el tobillo derecho con la mano derecha. Coloque la palma de la mano izquierda sobre la planta del pie derecho y frote con firmeza por toda la superficie, desde el talón hasta los dedos, al menos durante 30 segundos. Cambie de pie y repita los pasos 1-4.

1 Siéntese o túmbese. Llévese las manos a la cara, sin levantar los hombros, que deben permanecer relajados en todo momento. Coloque los dedos de ambas manos sobre la frente. Presione de forma gradual la piel, trazando tantos círculos como sea necesario hasta haber trabajado toda la frente. Es importante que no deslice los dedos por la piel, ya que estaría tensándola de modo innecesario. Intente mover el tejido que está debajo de la piel.

2 (*derecha*) Siga trazando círculos durante 30 segundos. Después, traslade los dedos a las mejillas; presione sobre los pómulos, dibujando círculos sin estirar la piel. Continúe durante 30 segundos y coloque los dedos sobre la mandíbula, presione sobre los maxilares y dibuje cinco círculos.

3 Coloque las palmas de ambas manos sobre la cara. Sin tensar las manos, acaríciese la cara en un movimiento suave y ascendente, empezando desde la línea de la mandíbula hasta llegar a la frente. Realice este movimiento de forma suave y rítmica para sentir tersura.

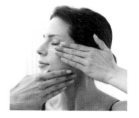

4 Dese suaves golpecitos por la cara con las yemas de los dedos de las manos. Empiece desde la frente y pase con más suavidad por la zona alrededor de los ojos, y con un poco más de firmeza en las mejillas y en la mandíbula. Empiece poco a poco y aumente la velocidad de forma gradual. Los golpecitos deberían ser como finas gotas de lluvia.

78

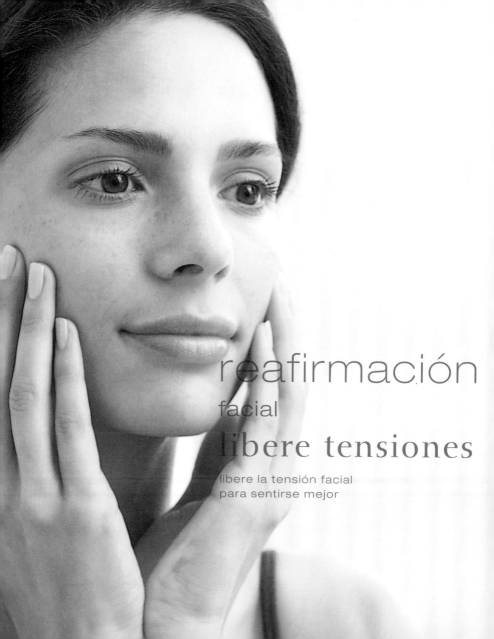

reafirmación

facial

libere tensiones

libere la tensión facial
para sentirse mejor

relajación abdominal
equilíbrese

masajee el abdomen para calmarse y relajarse

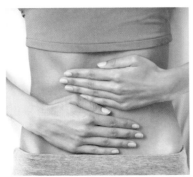
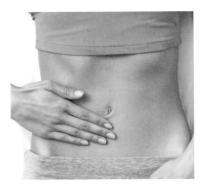

1 Para una máxima relajación, aplíquese este masaje sin ropa y utilice un aceite especial para dicho masaje. Túmbese y coloque las manos sobre el abdomen, con las palmas hacia abajo. Respire hondo. Sienta cómo el abdomen sube y baja a medida que inspira y espira. Sienta cómo el masaje incide en su estado de ánimo: debería sentirse más tranquilo y relajado.

2 Acaricie el abdomen con ambas manos, una detrás de la otra, en el sentido de las agujas del reloj; debe mantener el flujo del movimiento cuando cambie de mano.

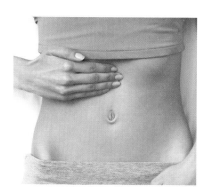

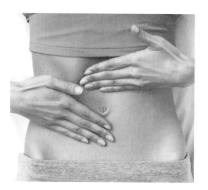

3 Trace pequeños círculos sobre el abdomen con los dedos de la mano derecha y en el sentido de las agujas del reloj, al compás de la respiración. Si lo desea, coloque una mano sobre la otra e incremente la presión para llegar a la capa más profunda del músculo.

4 Coloque las palmas de las manos sobre la parte inferior del abdomen y presione. Después desplace las manos, primero una y después la otra hacia arriba y sin retirar la presión a lo largo del vientre. Cuando una mano alcance la parte inferior del tórax, puede empezar a mover la otra desde debajo del ombligo, con un movimiento rítmico y fluido. Repita el paso 1.

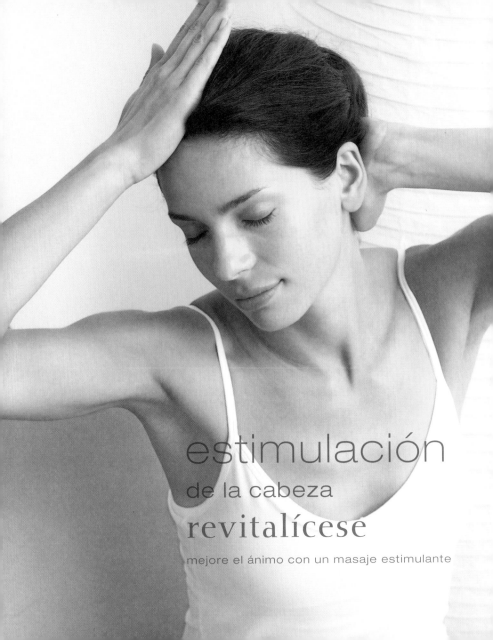

estimulación
de la cabeza
revitalícese
mejore el ánimo con un masaje estimulante

1 Siéntese con los pies en contacto con el suelo. Respire hondo y sienta cómo asciende la energía. Coloque las manos a los lados de la cabeza, con los dedos hacia arriba. Al espirar, ejerza presión con éstas con un movimiento ascendente, poco a poco, durante tres segundos y disminuya despacio la presión. Repítalo tres veces.

2 Con los dedos doblados y relajados, dibuje círculos por todo el cuero cabelludo. Mantenga los dedos en la misma posición, con firmeza, de modo que la piel se vaya moviendo, y con la presión tal que, al mover los dedos, el pelo no produzca ningún sonido al contacto con el cuero cabelludo. Los movimientos circulares deben ser dinámicos y enérgicos.

3 Sujete la cabeza con la mano izquierda y frote enérgicamente pero con suavidad la superficie del cuero cabelludo con los dedos estirados de la mano derecha. Frote de arriba hacia abajo y de un lado al otro, y asegúrese de trabajar toda la superficie de la cabeza.

4 (*página anterior*) Continúe frotando de arriba hacia abajo, pero ahora utilice también la palma de ambas manos. Frote bien por todo el cuero cabelludo, empezando por la frente y hasta llegar a la nuca. Trate de mantener la velocidad y el ritmo del movimiento durante todo el proceso.

calentamiento del cuello
relájese

mejore la comunicación eliminando la rigidez del cuello

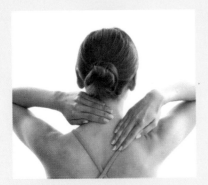 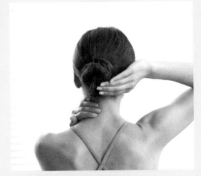

1 Siéntese o quédese de pie, y relaje los hombros. Acaricie el cuello, empezando desde la nuca, hasta llegar a la parte trasera de los hombros. Cuando una de las manos llegue hasta el hombro, la otra debe empezar a acariciar la nuca. Si continúa con este movimiento, empezará a sentir cómo los músculos se calientan.

2 Coloque la mano izquierda sobre el lado izquierdo del cuello a modo de soporte e inclínelo hacia la izquierda o hacia la derecha un poco. Coloque el borde de la palma derecha en la base del cráneo y frote enérgicamente pero con suavidad, de arriba abajo, por toda la nuca, desde el centro hacia las orejas. Trate de mantener un ritmo constante durante todo el proceso.

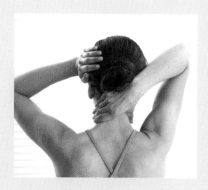

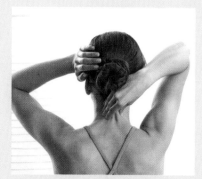

3 Sosteniendo la cabeza con la mano izquierda, extienda los dedos de la mano derecha alrededor del cuello. Apriete el cuello con los dedos y descienda, desde la base del cuero cabelludo hasta la base del cuello. Repita la secuencia tres veces.

4 Cuando llegue a la base del cuello, agarre la carne con el pulgar y el resto de dedos, y tire un poco de ella. Deslícese hasta la parte central del cuello, pellizque de nuevo la carne y tire de ella. Repita la secuencia en la base del cráneo. Repita los pasos 3 y 4, cambiando de mano. Utilice la mano derecha como soporte y la izquierda para realizar el masaje.

85

1

(*derecha*) Siéntese cómodamente con el cuello relajado y la cabeza un poco inclinada. Coloque el dedo corazón bajo los pómulos a ambos lados de la nariz. En este punto se encuentran dos puntos de *shiatsu*, uno en cada lado de la nariz.

2

Al espirar, ejerza presión de forma gradual (puede presionar tanto como quiera mientras no le resulte incómodo). Mantenga la presión durante cinco segundos en tanto que inspira. Al espirar de nuevo, rebaje poco a poco la presión. Repita la secuencia completa tres veces. Coloque los dedos en otra posición del pómulo, en dirección a la oreja, y vuelva a ejercer presión. Repita la secuencia en el siguiente punto, de forma sucesiva, hasta llegar a la oreja.

3

Después, excepto si usted está embarazada, busque el punto de *shiatsu* del dolor de cabeza, que se encuentra entre el pulgar y el dedo índice. Para localizarlo, presione hasta que experimente una sensación peculiar. Presione la palma izquierda con el pulgar derecho varias veces durante cinco segundos.

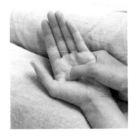

4

Cambie de mano y repita el paso 3, presionando esta vez la palma derecha con el pulgar izquierdo. A continuación, repita de nuevo las secuencias de acupresión en la nariz y en la mano (pasos 1, 2 y 3). Por último, cúbrase la cara con la palma de ambas manos y respire hondo tres veces.

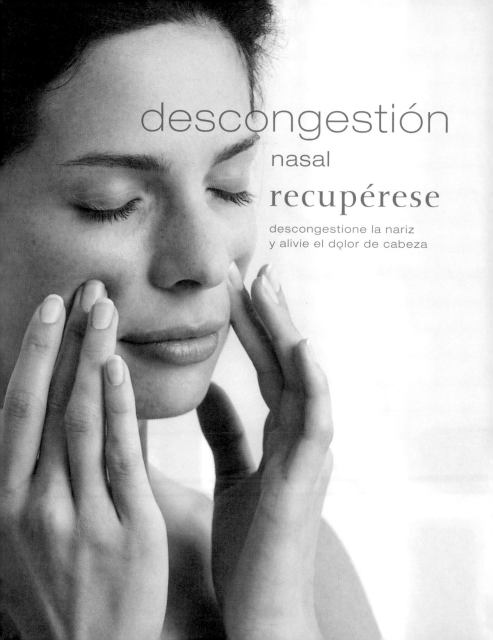

descongestión
nasal
recupérese
descongestione la nariz
y alivie el dolor de cabeza

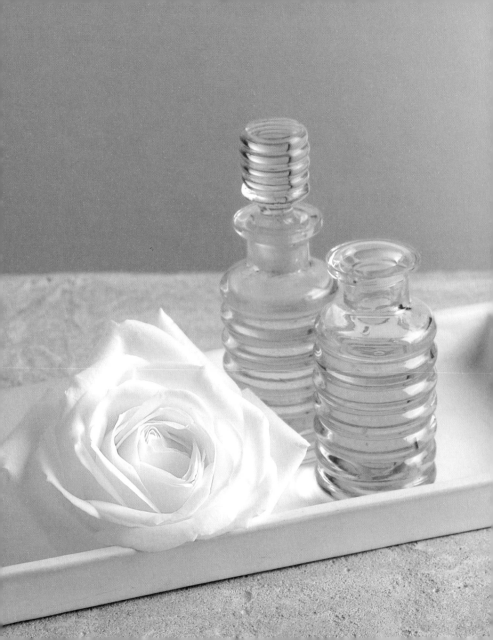

revitalizar

El masaje es el mejor de los estimulantes. Cuando sienta que su energía dis-

minuye, regálese cinco minutos para poner en práctica una de estas técnicas

en lugar de recurrir al café o a los dulces. Conseguirá activar la circulación,

tonificar los músculos y recobrar fuerzas de forma inmediata: en definitiva

recuperará las ganas de enfrentarse al mundo.

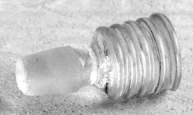

1 Siéntese erguido y, a continuación, coloque la palma de ambas manos, con los dedos extendidos, en la parte externa de los brazos, tan alto como le sea posible. Presione con firmeza. Espire y deslice la mano lentamente por el brazo a la vez que masajea los músculos con los dedos y el borde central de las palmas de las manos.

2 Deslice las manos hacia abajo por el brazo y colóquelas por encima de los codos. Al espirar, apriete los músculos y masajéelos poco a poco. Masajee la parte externa de los músculos con los dedos y la parte interna con los pulgares. Repita los pasos 1 y 2 tres veces, masajeando los brazos en ambas posiciones cada vez.

3 A continuación, abrácese llevando los brazos a la espalda hasta donde pueda. Al espirar, tire poco a poco de los omoplatos sin levantarlos. Al mismo tiempo, incline la cabeza poco a poco, tensando la columna vertebral y el espacio entre los omoplatos. Mantenga la postura cinco segundos y retire las manos poco a poco.

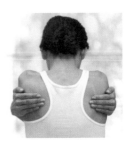

90

4 (*derecha*) Coloque las manos detrás de la espalda y sujete la muñeca derecha con la mano izquierda. Al espirar, estire los hombros poco a poco hacia atrás, sin que le resulte incómodo, dejando salir el tórax y la clavícula. Intente juntar los omoplatos. Mantenga la postura cinco segundos. Vuelva a la posición inicial.

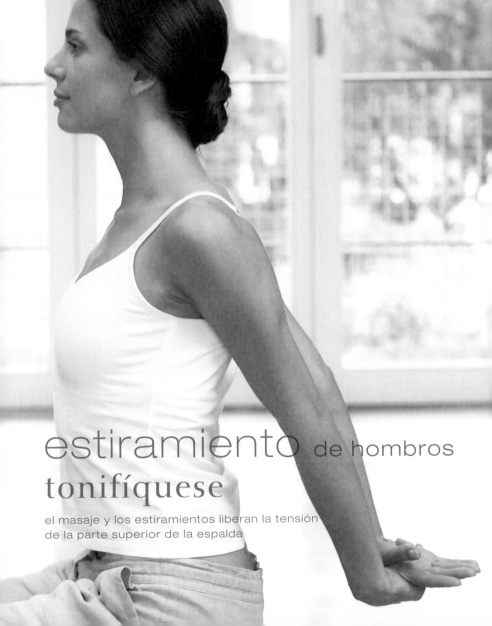

estiramiento de hombros

tonifíquese

el masaje y los estiramientos liberan la tensión
de la parte superior de la espalda

estimulación facial
tonifíquese
la acupresión restablece el flujo de energía de todo el cuerpo

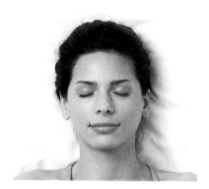 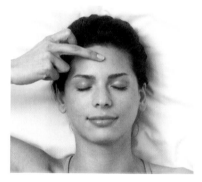

1 Túmbese y coloque una pequeña almohada bajo las rodillas y otra bajo el cuello. Descanse durante un rato, con los ojos cerrados y los brazos a los lados. Respire hondo. Intente relajar el cuerpo y la mente de forma progresiva con cada respiración.

2 Coloque el dedo medio de la mano derecha en la frente, justo en el centro. Cuando espire presione con la yema del dedo. En la espiración siguiente, dibuje poco a poco cinco círculos pequeños en una misma dirección. Deténgase, tome aire y, a medida que lo suelta, dibuje otros cinco círculos en la dirección opuesta. Desplace el dedo un poco más abajo y repita el proceso.

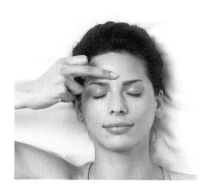

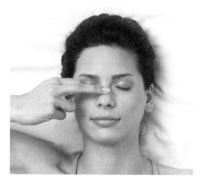

3 Coloque el dedo un poco por debajo del centro de la frente. Presione mientras toma aire y, al expulsarlo, dibuje cinco círculos en una misma dirección. Haga presión, de nuevo, al tomar aire y dibuje otros cinco círculos en la dirección opuesta mientras lo expulsa. Desplace el dedo al siguiente punto, justo en el entrecejo, presione despacio y repita la secuencia.

4 Los últimos dos puntos se encuentran en la nariz. Empiece en el surco que se encuentra en el centro de la nariz, y repita la secuencia de respirar, presionar y dibujar círculos. Repita, para finalizar, la secuencia en el último punto, la punta de la nariz. No se preocupe si no encuentra los puntos enseguida. Con la práctica, localizará fácilmente los flujos de energía con los dedos.

ESTIMULACIÓN FACIAL

1 Permanezca de pie o siéntese con la espalda erguida. Coloque las manos a ambos lados del cuello, donde éste se junta con los hombros. No haga presión todavía; cierre los ojos y respire hondo tres veces, sintiendo el contacto entre las manos y la base del cuello.

2 (*derecha*) Incline la cabeza hacia atrás y agarre los músculos de los lados de la base del cuello con los dedos y los pulgares. La cantidad de músculo que pueda agarrar dependerá de lo tensos que estén el cuello y los hombros. Si no es posible asir el músculo, aunque sea parcialmente, limítese a presionar con la palma de la mano lo más fuerte posible.

3 Incline un poco la cabeza hacia delante mientras espira, sin dejar de apretar los músculos. Notará una suave tensión entre la parte superior de los hombros y la base del cuello. Incline la cabeza lo más adelante posible sin dejar de apretar los músculos. Mantenga la posición durante diez segundos y respire hondo.

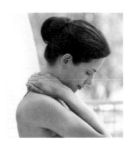

4 Vuelva a colocar poco a poco la cabeza en posición recta. Después, repita dos veces los pasos 2 y 3, devolviéndola a su posición normal después de cada repetición. Por último, finalice el masaje colocando las palmas de ambas manos en los lados del cuello y respire hondo.

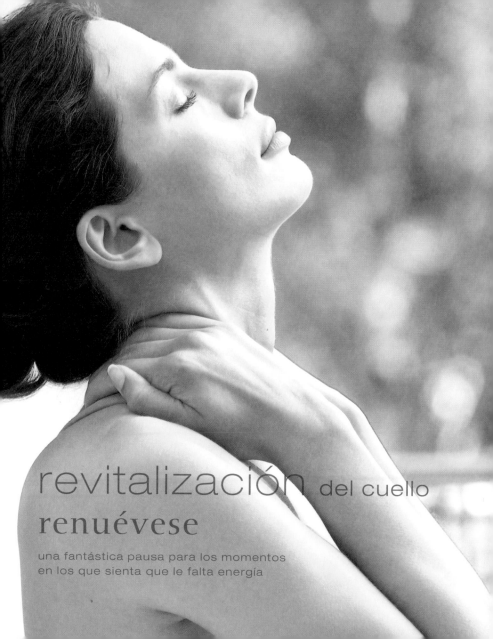

revitalización del cuello

renuévese

una fantástica pausa para los momentos
en los que sienta que le falta energía

estimulación de los muslos
reactívese
mejore el flujo sanguíneo tras permanecer sentado mucho tiempo

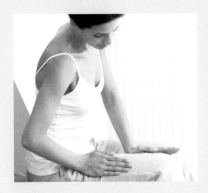 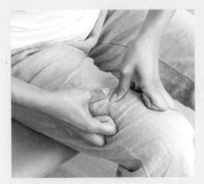

1 Siéntese con la espalda erguida y con las piernas ligeramente abiertas. Coloque la palma de ambas manos sobre el muslo derecho y caliente los músculos frotando con fuerza hacia arriba y hacia abajo. Procure que el movimiento sea rítmico.

2 Cierre las manos y colóquelas sobre el muslo derecho. Haga presión con los pulgares y trace círculos con los nudillos. Recorra toda la parte superior del muslo y después también los lados. El movimiento debe ser dinámico. Respire hondo.

96

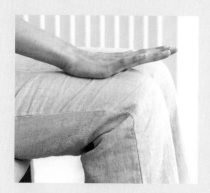 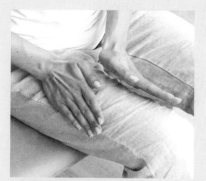

3 Coloque las palmas de las manos en la parte superior del muslo y levante la punta de los dedos de forma que sólo toque la pierna la franja central de la mano. Golpee de forma suave con dichas franjas, de arriba abajo y cubriendo tanto la parte superior como los lados del muslo. Pruebe con diferentes velocidades y grados de presión.

4 A continuación, coloque la franja central de la mano derecha sobre la rodilla derecha y masajee la zona presionando con un enérgico movimiento circular. Coloque la mano izquierda en la parte interna de la rodilla derecha. Realice este movimiento más lentamente que los anteriores, procurando respirar hondo y con regularidad. Repita el proceso en el muslo izquierdo.

ESTIMULACIÓN DE LOS MUSLOS

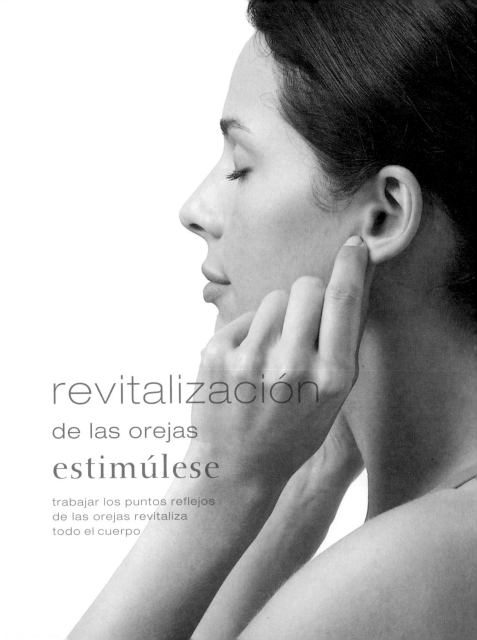

revitalización

de las orejas

estimúlese

trabajar los puntos reflejos
de las orejas revitaliza
todo el cuerpo

1 Este es uno de los masajes más sencillos. Puede practicarlo sentado, de pie o tumbado. Si lleva pendientes, quíteselos antes de empezar. Cierre los ojos y procure respirar con regularidad durante todo el masaje.

2 Apriete las orejas con el dedo pulgar, índice y corazón de ambas manos. Empiece en el lóbulo; presiónelo hasta que sienta cierto calor en el cuero cabelludo. Desplace los dedos por la parte externa de la oreja hasta llegar a la superior de la misma, masajeándola con fuerza a medida que asciende. Vuelva al lóbulo y apriételo durante cinco segundos.

3 (*izquierda*) Masajee las orejas con el pulgar y el índice, en la misma dirección y en las mismas zonas que en el paso anterior. Repítalo tres veces. Notará que las orejas se han calentado; puede que incluso sienta cierto hormigueo en las orejas y en la cara (síntoma de que está fluyendo la energía).

4 Por último, sujete la parte superior de las orejas con los dedos pulgar e índice; tire con suavidad y de forma acompasada cinco veces. apriete el lóbulo con el pulgar y el índice, y tire como antes otras cinco veces. Abra los ojos.

REVITALIZACIÓN DE LAS OREJAS

1 Póngase de pie, con las piernas un poco abiertas. Asegúrese de que las rodillas no estén bloqueadas, ya que dificultarían el flujo de energía. Cierre los ojos. Coloque las manos, con las palmas hacia abajo, a ambos lados de la zona lumbar. Sujétela con suavidad y envíe mentalmente la respiración hacia la espalda. Sienta cómo se va liberando la tensión. Mantenga los ojos cerrados.

2 Cierre bien los puños y empiece a golpetear enérgicamente con ambas manos de forma unísona, pero no con demasiada rapidez, los dos lados de la zona lumbar, entre las vértebras. Siga un ritmo constante y evite golpetear sobre la columna vertebral.

3 Continúe golpeteando y empiece a descender desde la parte central de la zona lumbar hacia las caderas. Dedique más de tiempo a los glúteos, golpeteándolos con firmeza. Mantenga los músculos de los glúteos relajados y las muñecas sueltas. Respire con regularidad.

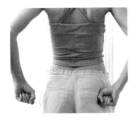

4 Vuelva a la parte central de la zona lumbar, sin dejar de golpetear. Ascienda en dirección a los hombros hasta que pueda, golpeteando los dos lados de la espalda, a ambos lados de la columna vertebral. Ascienda y descienda por la espalda tres veces, y repita otras dos toda la secuencia a partir del segundo paso.

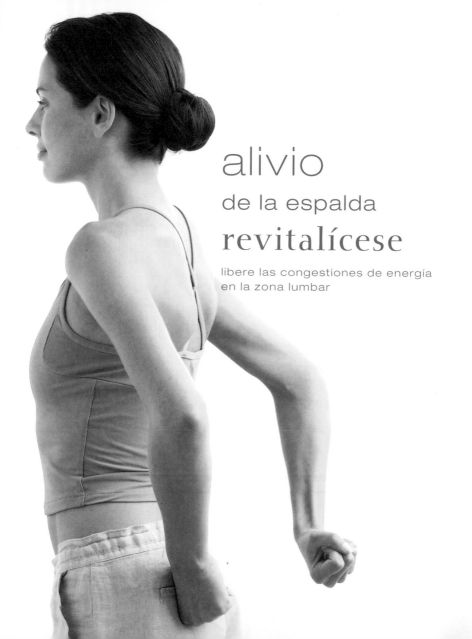

alivio
de la espalda
revitalícese

libere las congestiones de energía
en la zona lumbar

activación del cuerpo
estimúlese

esta técnica permite renovar la energía de todo el cuerpo

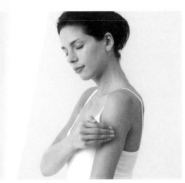 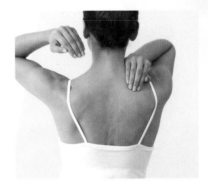

1 Póngase de pie, relaje los brazos, cierre los ojos y respire hondo. Abra los ojos y apoye la palma de la mano derecha sobre el brazo izquierdo. Golpetee el brazo de forma rítmica con la mano cóncava, partiendo del hombro y hacia la mano. El ritmo debe ser constante. Procure sincronizar la respiración con el golpeteo. Repita tres veces, cambie de brazo y empiece de nuevo.

2 Con la mano derecha en posición cóncava, golpetee de forma enérgica el hombro izquierdo, tan atrás como le sea posible, durante 15 segundos. Haga lo mismo con la mano izquierda sobre el otro hombro. Procure mantener el ritmo y que la muñeca quede suelta. Es importante golpetear únicamente en las zonas carnosas; evite las partes más óseas.

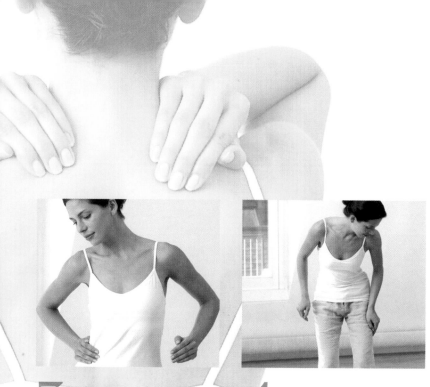

3 Baje las manos y colóquelas en posición cóncava a los lados de la cintura. Empiece a golpetear la cintura y, después, descienda hacia las caderas y vuelva a subir hasta la cintura. Golpetee sólo sobre los lados. Evite la parte frontal, ya que es donde se encuentran todos los órganos.

4 Golpetee las piernas, una tras otra, con las palmas de las manos. Trabaje los dos lados del muslo, así como la parte superior e inferior. Mantenga el golpeteo al menos 15 segundos. Descienda a la parte inferior, concentrándose en la parte trasera de la pantorrilla, ya que en la frontal casi todo es hueso. Golpetee durante 15 segundos. Repita la secuencia en la otra pierna.

ACTIVACIÓN DEL CUERPO

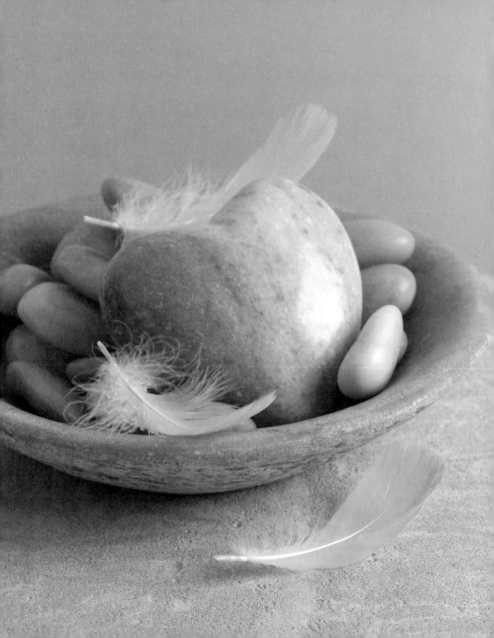

compartir
el masaje

El masaje es una excelente manera de mostrar afecto, respeto y amor. No

debería esperar a las vacaciones para recompensar a sus seres queridos con

un buen masaje. Ponga en práctica estas técnicas siempre que sea posible

y tenga en cuenta que realizar un masaje es tan beneficioso como recibirlo.

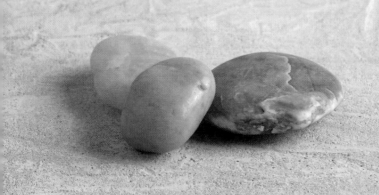

1

(*derecha*) Sitúense el uno frente al otro, con las rodillas un poco dobladas y los brazos extendidos a los lados. Mantengan los ojos cerrados y respiren hondo. Sientan la presencia uno del otro. Busquen las manos manteniendo los ojos. Sujételas durante un momento y, cuando las note relajadas, empiece a explorar tanto su forma como su textura con los dedos. Imagine que es la primera vez que las toca.

2

Tóquelas poco a poco y con cuidado, como si estuviera tocando un objeto frágil y valioso. Tómese el tiempo que crea necesario. De esta forma, conseguirá establecer un contacto suave: más que presión, se trata de transmitir sensaciones. Ahora le toca a su pareja probar los pasos 1 y 2 con usted.

3

Le toca a usted. Coloque con suavidad las palmas de las manos sobre el rostro, sin abrir los ojos. Explórelo con los dedos, empezando por la frente. Busque síntomas de tensión. Recorra la zona de los ojos y las mejillas, y después descienda hasta la mejilla y las orejas. Intente adivinar lo que el rostro le está «diciendo».

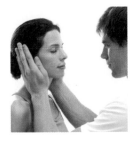

4

Deje que su pareja descubra su rostro. Relájese y deje que le toque. Permanezca atento a todas las sensaciones que pueda producir su cuerpo. ¿Qué siente? Por último, mírense a los ojos, tómense de las manos y respire al unísono tres veces.

COMPARTIR EL MASAJE

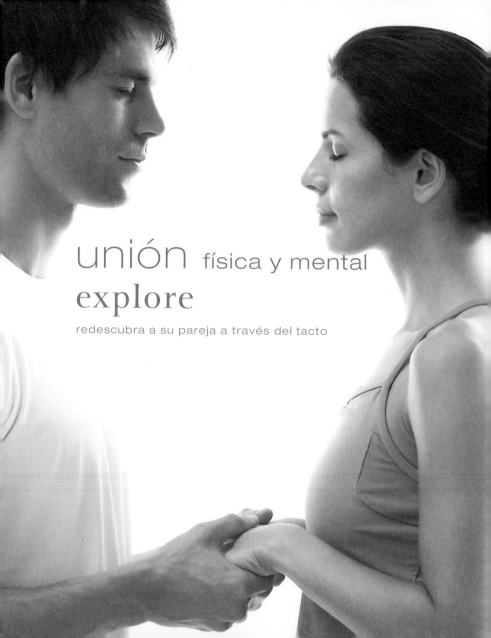

unión física y mental
explore
redescubra a su pareja a través del tacto

liberación
reactive a su pareja
déle un masaje en los hombros cuando llegue a casa

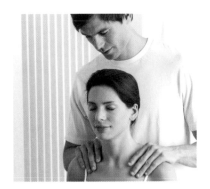
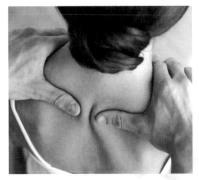

1 Pídale a su pareja que se siente en una silla, con los pies en el suelo y las manos sobre el regazo. Colóquese justo detrás y coloque la palma de la mano izquierda sobre su hombro izquierdo y la palma derecha sobre el derecho. Pídale que cierre los ojos y que respire hondo. Respire hondo usted también, y sienta la conexión entre sus manos y los hombros de su pareja.

2 Apriete los músculos de los hombros utilizando los dedos, recurriendo para ello a la mayor superficie de mano posible, de modo que no le pellizque la piel. Deje de apretar y recorra los músculos de los hombros, uno tras otro, con los pulgares por detrás y el resto por delante.

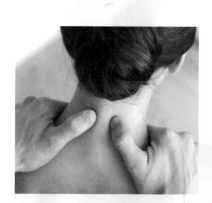

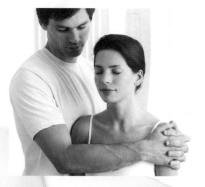

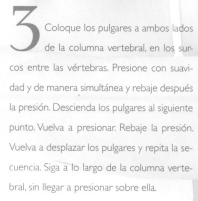

3 Coloque los pulgares a ambos lados de la columna vertebral, en los surcos entre las vértebras. Presione con suavidad y de manera simultánea y rebaje después la presión. Descienda los pulgares al siguiente punto. Vuelva a presionar. Rebaje la presión. Vuelva a desplazar los pulgares y repita la secuencia. Siga a lo largo de la columna vertebral, sin llegar a presionar sobre ella.

4 Colóquese a la derecha de su pareja y abrace el hombro izquierdo, con los brazos en paralelo. Entrelace los dedos y apriete el músculo del hombro con las palmas de las manos. Mantenga la presión durante cinco segundos. Después deje de presionar. Repita la secuencia apretando la parte central del hombro. Repita el paso 4 en el otro hombro.

1 Pídale a su pareja que se siente en una silla o en el suelo y colóquese detrás, de pie o de rodillas. Coloque las manos en los hombros. Pídale que respire hondo; de esta forma, se relajarán y será más fácil liberar la tensión acumulada en los músculos de la espalda.

2 Colóquese a su izquierda y presione los músculos de la zona lumbar derecha con la parte central de la mano derecha. A medida que presione, apriete bien los músculos. Recorra toda la zona sin presionar la columna vertebral directamente nunca. Cambie de lado y repita el proceso en el lado izquierdo.

3 Sitúese otra vez detrás de su pareja y presione con los pulgares sobre los músculos de la zona del cóccix a ambos lados de la columna vertebral. Debe presionar en el momento de la espiración y dejar de hacerlo cuando inspire. Otra posibilidad es mantener la presión 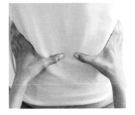 durante cinco segundos cada vez, mientras su pareja respira hondo y con regularidad.

4 (*derecha*) Sujete la espalda con la mano izquierda. Con la palma de la mano derecha, presione con un movimiento circular en la parte inferior de la espalda. El movimiento debe ser firme a la vez que enérgico; de esta forma, calentará los músculos y mejorará el flujo sanguíneo. Evite la presión directa sobre la columna vertebral. Para terminar, vuelva a colocar las manos sobre los hombros.

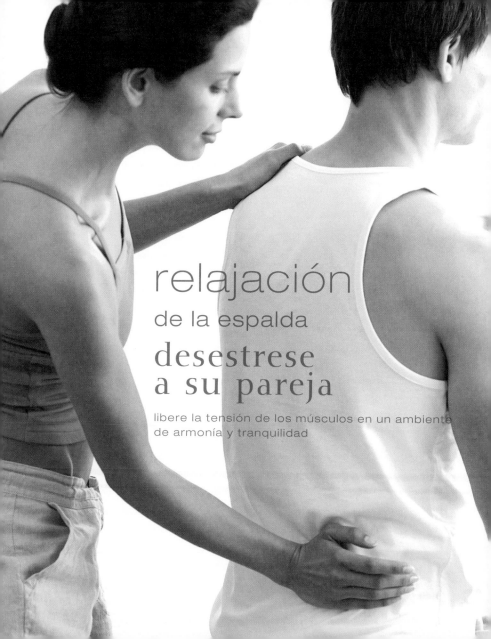

relajación
de la espalda
desestrese
a su pareja

libere la tensión de los músculos en un ambiente
de armonía y tranquilidad

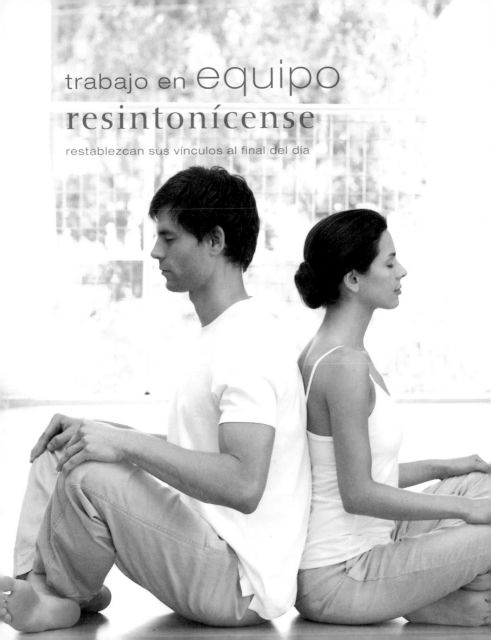

trabajo en equipo
resintonícense
restablezcan sus vínculos al final del día

1 (*izquierda*) Siéntense de manera cómoda en el suelo, espalda contra espalda, las piernas cruzadas y las manos sobre las rodillas, con las palmas hacia abajo. Si el suelo les resulta incómodo, pueden sentarse en taburetes. En este caso, procuren que los pies se encuentren en contacto total con el suelo, los hombros relajados y las manos sobre las rodillas. Cierren los ojos.

2 Ajusten la posición de la espalda. Procuren mantenerla recta para no tener la sensación de que se está apoyando demasiado en el otro. Respiren hondo, sintiendo la presencia del otro pero sin hablar.

3 Concéntrense en su propia respiración, dirigiendo el aire hacia el abdomen. Estén atentos a todos los pensamientos que pasen por su mente y déjenlos a un lado. Al respirar, observen el movimiento de los músculos de la espalda y el vientre.

4 Cuando se sientan en perfecta unión con el ritmo de su propio cuerpo, sintonicen con la respiración de la pareja. Intenten sentir el movimiento que realizan los músculos de la espalda del otro y seguir el ritmo de su respiración. Sientan su presencia a través de la respiración y el suave movimiento de la columna vertebral.

113

mejora del sueño
relaje a su pareja

déle las buenas noches con un breve masaje facial

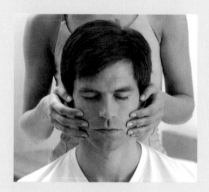 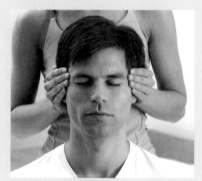

1 Pídale a su pareja que se siente en una silla. Sitúese justo detrás y coloque con suavidad las manos sobre la cabeza. No ejerza presión de ningún tipo; simplemente, deje reposar las manos. Pídale que respire hondo tres veces. Coloque entonces las manos sobre el rostro y acarícielo con las manos, desde el centro hacia los lados.

2 Coloque los dedos de ambas manos sobre las sienes. Presione, con los dedos planos, y dibuje cinco círculos hacia arriba. Es importante mantener la presión mientras se realizan los círculos para no tensar demasiado la piel. El movimiento circular tiene que ser muy lento. Concéntrese en la capa muscular que hay bajo la piel.

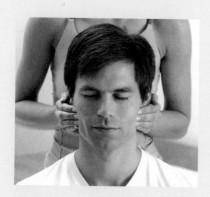

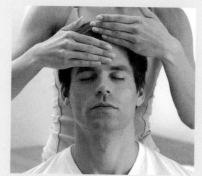

3 Cambie de posición: ahora, coloque las manos sobre la mandíbula. Presione sobre los músculos, detrás de los dientes, con los dedos planos. Dibuje cinco pequeños círculos. El músculo de la mandíbula es uno de los más fuertes que posee el cuerpo, por lo que no debe preocuparse por la presión que ejerza.

4 Acaricie la frente con los dedos, una mano tras otra, en un movimiento ascendente, hasta llegar a la línea del pelo. Hágalo de forma acompasada y con las manos relajadas. Repita el movimiento cinco veces: la repetición es lo que hace que la caricia resulte tan relajante. Vuelva a colocar las manos con suavidad sobre la cabeza y respiren juntos tres veces.

1 (*derecha*) Siéntense cómodamente, uno frente al otro. Tómele la mano derecha y sujétela entre ambas manos, mientras su pareja respira hondo. Sujete entonces el antebrazo derecho con ambas manos. Masajee los músculos con las manos, una tras otra, descendiendo hacia la muñeca y volviendo a subir después hasta el codo. Repita la secuencia tres veces.

2 Sujete la mano derecha de su pareja entre los pulgares y el resto de los dedos. Deslice los pulgares por toda la parte superior de la mano y estire poco a poco la piel con el centro de los pulgares. Repítalo tres veces (mantenga cada estiramiento durante tres segundos).

3 Gire la mano de forma que la palma quede boca arriba. Coloque el dedo meñique de la mano izquierda entre los dedos pulgar e índice y el de la mano derecha entre el anular y el meñique. Coloque el resto de los dedos bajo la mano.

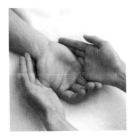

4 Presione de forma simultánea hacia abajo con los pulgares y hacia arriba con el resto de dedos de forma que la piel de la palma se tense. Repita el paso tres veces, procurando que la tensión sea cada vez mayor. Después masajee la palma de la mano con los pulgares dibujando con firmeza cinco pequeños círculos. Repita los pasos 1-4 en el brazo y la mano izquierdos.

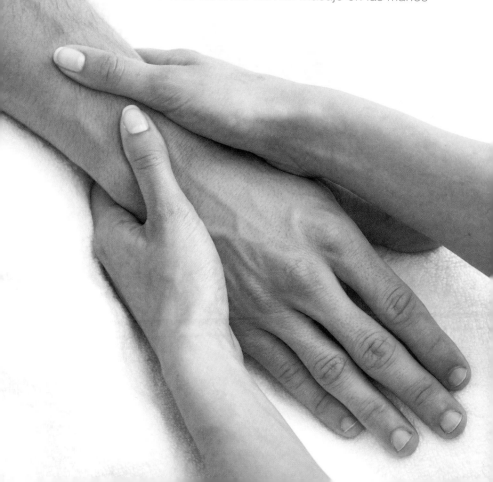

masaje en las manos

alivie a su pareja

muéstrele todo su amor con un masaje en las manos

cuidado de los pies
mime

sus amigos le agradecerán un relajante masaje en los pies

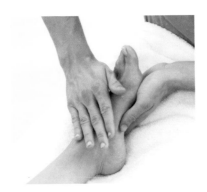 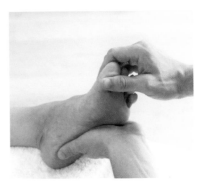

1 Siéntense cómodamente, uno frente al otro. Coloque el pie izquierdo del que reciba el masaje sobre el regazo. Sujete la planta del pie con la mano izquierda y acaricie de forma acompasada el empeine con la palma de la mano derecha, desde los dedos hasta el tobillo, para calentar el pie

2 Siga sujetando el pie con la mano izquierda, apriete el dedo gordo con los dedos de la mano derecha y, a continuación, dibuje con firmeza cinco círculos. Repita la secuencia en el resto de dedos, uno a uno.

118

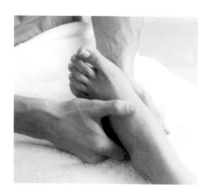

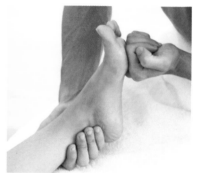

3 Deslice el pulgar derecho por los tendones, desde el nudillo del dedo gordo hasta el tobillo, sujetando el pie con la mano izquierda. Repita el movimiento en el tendón de cada uno de los dedos.

4 Cierre la mano izquierda y deslícela poco a poco por la planta del pie, partiendo de la base de los dedos hasta llegar al talón. Sujete el empeine con la mano derecha de forma que pueda presionarla mientras desliza el puño por la planta. Cambie de pie y repita los pasos 1-4.

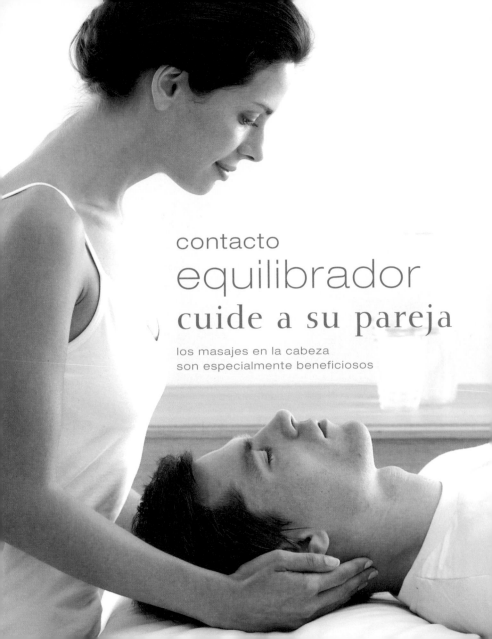

contacto
equilibrador
cuide a su pareja

los masajes en la cabeza
son especialmente beneficiosos

1

(*izquierda*) Pídale a su pareja que se tumbe en la cama, con la cabeza en el borde. Siéntese en una silla, detrás de la cabeza. Coloque ambas manos bajo ésta para que se sienta respaldado. Pídale que respire hondo. Al espirar, presione con los dedos sobre el punto donde la cabeza conecta con el cráneo. Mantenga la presión y rebájela poco a poco. Repítalo tres veces.

2

Sin retirar las manos de debajo de la cabeza, levante ésta un poco y déjela caer de nuevo entre las manos sin ningún tipo de resistencia. Debe sentir el peso de la cabeza al caer. Cuente hasta cinco. Levántela un poco más, aguante cinco segundos, vuelva a levantarla un poco más y cuente hasta cinco. Déjela caer poco a poco.

3

Retire con cuidado las manos de debajo de la cabeza, colóquelas a ambos lados de ésta y presione muy suavemente. Esta presión resulta muy relajante si se realiza durante al menos 30 segundos.

4

Separe bien los dedos y masajee el cuero cabelludo con las yemas de los dedos. Primero presione sobre el piel y después dibuje poco a poco diez pequeños círculos. Asegúrese de que mueve el tejido de debajo del cuero cabelludo y no simplemente frota la piel. Por último, coloque las manos a ambos lados de la cabeza y deje transcurrir diez segundos.

liberar tensiones
relaje

libere la tensión del cuello y hombros

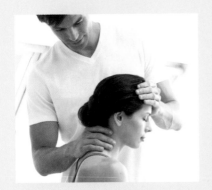
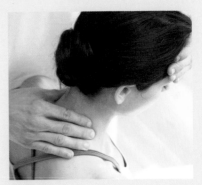

1 Pídale a su pareja que se siente cómodamente, con los pies en el suelo. Colóquese de pie a su izquierda, apoye la mano izquierda sobre la frente y acaricie el cuello con la palma de la mano derecha. Las caricias deben ser largas, empezando desde la base del cráneo y descendiendo hacia los hombros, hasta que toda la zona del cuello se caliente.

2 A continuación, sujete la cabeza con la mano izquierda y el cuello entre el pulgar y los dedos de la derecha. Dibuje cinco círculos, empezando desde la base del cuello hasta llegar al nacimiento del cuero cabelludo. Baje y vuelva a subir. El movimiento tiene que ser rítmico, lento y suave, ya que el cuello es una zona delicada.

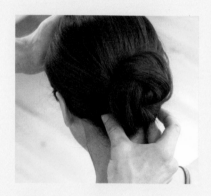 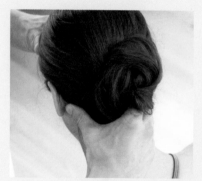

3 Cuando sus manos alcancen el nacimiento del cuero cabelludo, siga dibujando pequeños círculos con el pulgar y el resto de los dedos a ambos lados de la cabeza. Trabaje bien toda la zona de la nuca, despacio, hasta llegar al borde del cráneo, detrás de las orejas.

4 Cuando llegue al borde del cráneo, vuelva al punto inicial y empiece de nuevo, dibujando círculos en dirección a las orejas. Repita la secuencia tres veces. Para terminar, cubra toda la zona del cuello con la palma de la mano derecha y permanezca de esta forma 30 segundos.

123

rutinas diarias

Si quiere una secuencia de masajes, en el siguiente menú dispone de varias opciones. Escoja
la que se adecue mejor a sus propias necesidades, ya sea para aliviar un dolor, para recobrar
fuerzas o para relajarle. Puede poner en práctica estos masajes en cualquier sitio.

índice

agradecimientos

agradecimientos de la autora

Deseo dar las gracias a Duncan Baird por haberme concedido la maravillosa oportunidad de compartir tanto mis opiniones como mi experiencia en el campo del masaje; a Grace Cheetham, por su inspiración, entusiasmo y apoyo; a Judith More, por su revisión de estilo; a Manisha Patel, por hacer que el libro tenga tan buen aspecto, y a mi hijo Igor y a mi marido Jean-Marc, por quererme tanto y creer tanto en mí.

agradecimientos del editor

Duncan Baird Publishers desea dar las gracias a los modelos Sarina Carruthers y Adam Mommsen, al peluquero y maquillador Tinks Reding, y al ayudante de fotografía Adam Giles.